Éthique, Intelligence Artificielle et santé

Pour la construction d'un cadre éthique opérationnel

ÉTHIQUE ET PRATIQUE MÉDICALE
fondée par Richard Moreau
Collection dirigée par Roger Teyssou

La collection « Éthique et pratique médicale » est une tribune qui permet à tous les acteurs du monde de la santé, professionnels, enseignants, administrateurs, économistes et patients d'exposer leurs opinions, de décrire leur expérience et de proposer des solutions aux problèmes posés par une profession en pleine mutation, et ce en toute indépendance et en conformité avec la déontologie et les bonnes pratiques médicales.

Dernières parutions

Jacques JAUME et Nathalie RIVIÈRE, *L'Accompagnée*, 2024.
Éric BASEILHAC, *Mythologie du médicament*, 2024.
Mohamed Naceur KRIFI, *L'Homo-cobayeur. Expérimentations médicales* in*humaines*, 2024.
Olivier NKULU KABAMBA, *Le cancer et la sorcellerie. Narration d'un malentendu étiologique et clinique en médecine*, 2024.
Jacques JAUME et Nathalie RIVIÈRE, *Voyage au cœur du deuil,* 2023.
Michel BOLLA, *Cancer et parcours de soins, L'odyssée du malade*, 2023.
Olivier NKULU KABAMBA, *La réflexivité dans la relation soignant-soigné. Un regard éthique sur l'empathie*, 2023.
Marc BAUDET, Catherine DAUGAREIL, *Comprendre pour mieux prévenir les maladies cardio-vasculaires. Mieux vaut prévenir que guérir*, 2023.
Padrig MAHE, *Vers un mieux-vivre en EHPAD, Guide pratique pour déployer une Offre d'Activités et d'Animations (OAA)*, 2023.
Jacques MORNAT, *Presque tout sur la médecine en France. Pour mieux comprendre le système de santé*, 2023.
Michel BOURIN, *Faire face au polyhandicap*, 2023.
Dr Pierre MESTOUDJIAN, *La méthode facile pour arrêter de fumer du jour au lendemain, Le nouvel antidote du tabac*, 2023.
Thibaut COUSSENS-BARRE, *La patrimonialisation des collections d'échantillons biologiques*, 2022.

Marie-Caroline Laï

Éthique, Intelligence Artificielle et santé

Pour la construction d'un cadre éthique opérationnel

L'Harmattan

5-7, rue de l'Ecole-Polytechnique, 75005 Paris
http://www.editions-harmattan.fr
ISBN : 978-2-336-49621-4
EAN : 9782336496214

Sommaire

À ma famille, pour son soutien inconditionnel et intemporel.

À mon mari, pour ses encouragements et son aide au quotidien.

À mon fils, pour avoir patiemment attendu la fin du premier jet de cet ouvrage avant de se manifester vaillamment.

Sommes-nous à la croisée des chemins ? Peut-être bien. La crise liée au covid-19 et les conséquences qui en ont découlé ont plus que jamais mis en lumière les limites de notre système de santé, à bout de souffle, et plus précisément à bout de ressources humaines et matérielles. Les Français vivent plus longtemps, ont besoin de plus de soins, veulent être orientés, conseillés, rassurés – quoi de plus naturel ? – et pourtant les moyens manquent…

Plus de performance avec moins de moyens humains, c'est ce qui est visé aujourd'hui et qui peut sembler, au premier abord, inquiétant. Mais peut-être pas si impossible que cela ! C'est du moins ce que nous promet le développement de la santé numérique à coups de télésoins, télésanté, téléservices, Mon espace santé, le Health data hub, l'Intelligence Artificielle (IA), etc. Alors oui, c'est la croisée des chemins entre, d'une part, un système de santé déclinant qui se repose sur des lauriers qui datent d'il y a plus de 20 ans et, d'autre part, l'essor du numérique dont les applications foisonnent chaque jour un peu plus, jusqu'à l'éparpillement. Certains crient à la régulation, d'autres craignent qu'à trop réguler on ne pousse à la stagnation. Et tous agitent le même étendard, ce mot magique destiné à calmer les plus réfractaires : « oui, la santé numérique est en marche mais, n'ayez crainte, elle sera éthique ! ». Voilà de quoi ragaillardir les plus frileux. Néanmoins, une fois les pions ainsi avancés, comment prendre d'assaut la forteresse ? En d'autres termes, que veut-on dire par « éthique du numérique en santé » ? L'IA, qui a la particularité de réveiller en nous grand nombre de fantasmes, cristallise l'essentiel de ces questionnements et des enjeux éthiques que l'on peut retrouver dans le numérique en santé, et même davantage. Comment alors espérer une IA en santé qui vienne à la fois au secours d'un système de santé en déperdition et se développe de façon éthique ? Il ne suffit pas de rassurer sur le caractère éthique du développement de l'IA car, oui, nous souhaitons tous une IA qui soit éthique. Il s'agit, au travers de cet ouvrage, de réfléchir, de façon opérationnelle, à la manière de développer une IA en santé qui soit éthique.

À tous les amoureux de cet art d'exception qu'est la médecine, je vous invite à présent à partir, à travers ces pages, à la recherche des précautions indispensables pour qui espérerait faire évoluer le système de santé, l'organisation des soins et les modalités de prise en charge, dans le respect des individus. L'objectif recherché est l'expansion d'une médecine à la fois humaine et performante, éthique et ambitieuse, en s'appuyant sur l'exemple de l'IA en santé. L'ambition de cet ouvrage est alors de donner à voir les éléments essentiels, et leur articulation, pour construire un cadre éthique opérationnel afin que les conséquences qui résulteront de l'utilisation de ces biotechnologies[1] dites « intelligentes » soient acceptables par et pour tous. Ce cadre éthique opérationnel aura également pour ambition de décrisper les réticences communes qui existent aujourd'hui autour de l'utilisation de l'IA en santé, liées en particulier au déficit de confiance de la part des producteurs de données et les réticences plus générales au partage des données. Ainsi, que vous vous interrogiez sur la façon de développer une IA qui puisse se revendiquer éthique, d'un point de vue personnel ou professionnel, ou bien que vous soyez simplement curieux des avancées de l'IA dans le domaine de la santé ces dernières années, cet ouvrage devrait pouvoir vous apporter un éclairage et vous indiquer les éléments à prendre en compte pour un usage acceptable de l'IA en santé par tous.

Cet ouvrage et les réflexions qu'il contient sont issus d'un travail de recherche, à la fois bibliographique et de terrain, ayant donné lieu à l'obtention par l'auteur du grade de docteur en sciences, dans la spécialité éthique médicale.

---

[1] Traditionnellement, la biotechnologie fait référence à l'utilisation de processus biologiques, d'organismes vivants ou de systèmes biologiques pour développer des produits ou des technologies. Cependant, la définition s'est actuellement élargie et l'IA appliquée à la médecine peut être considérée comme une biotechnologie lorsqu'elle est utilisée pour exploiter ou analyser des données biologiques ou qu'elle joue un rôle direct dans l'amélioration des processus biologiques ou médicaux.

I. La médecine de demain sera numérique

1. En route vers le numérique en santé !

L'objectif de ce chapitre n'est pas de constituer un catalogue de toutes les applications numériques développées ces dernières années puisque les rapports et autres ouvrages parlent d'eux-mêmes. Et pourtant, tant de choses se sont passées en si peu de temps. Nous ne résisterons donc pas à la tentation de revenir sur deux exemples clés, non exhaustifs, de ces avancées pour ensuite nous plonger dans le développement des applications d'IA en santé.

La santé numérique est une large notion qui couvre, entre autres, la santé électronique, la santé mobile, la télésanté ainsi que les données sanitaires. L'Organisation Mondiale de la Santé (OMS), la considère comme « une priorité stratégique émergente ». Elle regroupe un ensemble d'interventions comme la télémédecine, les dossiers de santé électroniques, les applications mobiles de santé pour le suivi et la prévention, les nanotechnologies, les outils d'aide à la décision clinique dans les soins primaires, la prestation de soins intégrés, etc. La télémédecine, par exemple, est une pratique médicale qui met en rapport entre eux par la voie des nouvelles technologies :

- soit le patient et un ou plusieurs professionnel(s) de santé, parmi lesquels un professionnel médical,
- soit plusieurs professionnels de santé, parmi lesquels au moins un professionnel médical.

La télémédecine est soumise aux mêmes exigences de qualité et de sécurité que la médecine exercée au cours d'un face à face physique réel. Elle comprend :

- La *téléconsultation*, qui consiste en la consultation à distance d'un professionnel de santé par un patient.
- La *téléexpertise*, qui consiste en la sollicitation à distance par un professionnel de santé d'un avis à un autre professionnel de santé.

- La *télésurveillance*, qui correspond à l'interprétation à distance les données médicales nécessaires au suivi d'un patient.

- La *téléassistance,* qui permet à un professionnel de santé d'assister à distance un autre professionnel de santé.

- La *réponse médicale urgente* qui permet aux médecins des centres 15 d'établir par téléphone un premier diagnostic afin de déclencher la réponse la mieux adaptée à la nature de l'appel.

La téléconsultation comme la téléexpertise et la télésurveillance sont prises en charge par l'Assurance Maladie, sous certaines conditions.

Pour prendre un autre exemple de l'avancée de la santé numérique, nous pouvons citer le dossier de santé électronique *Mon espace santé*. Disponible depuis janvier 2022, cet espace numérique de santé remplace le dossier médical partagé et a pour ambition de simplifier le parcours santé des usagers et les échanges avec les professionnels de santé pour une meilleure prise en charge des patients. Ce service donne en particulier accès à :

- *un dossier médical*, pour stocker de manière sécurisée les documents ajoutés par vous-même ou vos professionnels de santé (ordonnances, historique des vaccinations, bilans biologiques, etc.) ;

- *une messagerie sécurisée de santé* pour recevoir des documents de vos professionnels de santé en toute confidentialité, voire échanger des informations avec eux ;

- *un catalogue de services référencés par l'État,* autrement dit des applications et services en santé et bien-être. Ces services sont à ce jour référencés sur la base de critères préalablement définis et qui se veulent « éthiques », et « de sécurité ».

Si vous ne vous y êtes pas opposés, votre compte a *de facto* été créé pour ce service. Pour information, en février 2024, on dénombrait plus de 11 millions de Français qui avaient activé leur profil dont 450 000 premières connexions au cours du seul mois de janvier 2024.

Ce ne sont cependant que deux exemples parmi un champ très vaste constitué par le numérique en santé. Contrairement aux deux exemples cités ci-dessus, certains des outils numériques proposés aujourd'hui utilisent une technique particulière qui a pu faire beaucoup parler d'elle ces derniers temps : l'Intelligence Artificielle (ou IA). Par exemple, ChatGPT, un agent conversationnel utilisant l'IA, nous a montré, en 2023, la puissance que pouvaient avoir ces outils d'IA dans des domaines très variés, dont celui de la médecine.

En effet, ChatGPT est capable de répondre à des questions de santé, même s'il a été constaté qu'il pouvait aussi se tromper, d'où la nécessité d'une extrême vigilance. La question de la prudence nous est également revenue avec perte et fracas lorsque, en mars 2023, le propriétaire de Twitter et des centaines d'experts mondiaux ont signé un appel à suspendre pendant au moins six mois la recherche sur les outils d'IA plus puissants que ChatGPT-4.

En essayant de s'extraire de tous ces espoirs et craintes suscités par l'IA, nous allons, dans la suite de cet ouvrage, nous attarder davantage sur des exemples offerts par l'IA dans le domaine de la santé. En effet, l'IA dans le domaine de la santé pourra avoir de multiples applications, que ce soit à un niveau individuel ou bien populationnel (de santé publique). Au niveau individuel, l'IA pourra être utilisée soit par le professionnel de santé pour son patient, soit directement par le patient. Dans ces deux cas, cette IA pourra permettre de poser un diagnostic, de faire un pronostic, de mieux traiter le patient, d'optimiser la gestion du parcours de soin du patient, ou encore de prévoir un risque (prévention) à l'échelle individuelle ou populationnelle.

i. Les applications d'IA à usage direct par les patients

À l'échelle internationale, un certain nombre d'applications dites « d'IA » par leurs concepteurs, et à destination de particuliers, se sont développées pour leur permettre d'avoir un accès individuel direct à des informations relatives à leur santé. Ces applications ne sont pas encore très nombreuses en France mais connaissent un développement plus marqué ces dernières années.

Évaluer l'état de santé pour mieux orienter le patient

Certaines applications proposent un avis médical à leurs patients. C'est par exemple le cas de *Babylon Health* en Angleterre qui est un outil d'aide au diagnostic et de tri des patients. Cet outil est un outil d'IA, destiné aux patients, qui évalue les symptômes et suit leur état de santé. Le patient peut également souscrire un abonnement pour, en fonction des recommandations de l'outil d'IA, avoir accès à un médecin généraliste ou à un spécialiste par téléphone, 24 heures sur

24. En 2023, du fait de difficultés financières, la start-up britannique a néanmoins été contrainte de revendre des actifs à son concurrent eMed Healthcare qui souhaite maintenir les services de l'entreprise. On pourra noter que de tels outils, développés de manière non coordonnée, modifient l'organisation des soins sur le territoire et échappent à tout contrôle. Des médecins généralistes anglais ont par ailleurs critiqué Babylone pour avoir "choisi les patients à la carte, laissant les services de médecine générale traditionnels s'occuper des patients les plus complexes, sans ressources suffisantes pour le faire"[1]. Dans la même logique, l'outil *Ada Health, dont la start-up est basée à Londres et à Berlin,* a lui aussi été conçu pour être utilisé dans un contexte de soins primaires. Il a pour objectif d'orienter de manière appropriée les patients vers des soins opportuns, et de tenter d'économiser des ressources pour le système de santé.

Poser un diagnostic. Exemple d'une application pour l'analyse de grains de beauté

Les applications pour avoir une première estimation quant à la malignité d'un grain de beauté sont très nombreuses. En France par exemple, il est possible d'avoir accès à des applications telles *SkinVision* ou *Miiskin* (Melanoma Skin Cancer). *Via* ces applications, l'utilisateur prend une photo de son grain de beauté suspect qui pourrait être malin. Un outil d'IA, entraîné sur des images similaires, analyse cette photo et indique s'il considère que le grain de beauté est malin et qu'il faut aller voir un dermatologue. Ce type de dispositif, s'il réalise ses promesses, pourrait permettre un meilleur système de tri pour désengorger les hôpitaux et les cabinets de ville. En revanche, sa limite réside dans sa capacité de prédiction car il doit être capable de ne laisser aucun patient sans consultation lorsqu'il pourrait y avoir un doute afin d'éviter une perte de chance pour ce patient.

Alerter d'un risque à titre préventif : exemple de StopCovid

À cheval entre l'application individuelle et un usage à visée de santé publique, l'application StopCovid, créée en juin 2020, avait pour objectif initial de prévenir immédiatement l'individu détenteur

[1] Smallman M. Policies designed for drugs won't work for AI. Nature. 2019 Mar 6 ; 567:7

de cette application s'il s'était trouvé à proximité d'une personne testée positive au Covid-19, même sans la connaître. Cette alerte devait ensuite permettre à l'individu « cas contact » de s'isoler et de consulter un médecin, voire de réaliser un teste covid au besoin dans l'objectif de rompre la chaîne de contamination et de protéger les individus de façon collective. L'application a été développée par l'Inria (Institut national de recherche en sciences et technologies du numérique) à la demande du Gouvernement. Néanmoins, elle a été très peu téléchargée en France, la rendant inefficace en termes de santé publique.

Face à cet échec, en octobre 2020, StopCovid devient TousAntiCovid. Outre les objectifs de StopCovid, TousAntiCovid permettait l'enregistrement du « pass sanitaire » une fois les individus ayant un schéma vaccinal contre le covid complet. Ce pass autorisait l'accès aux établissements recevant du public, aux lieux culturels, aux rassemblements intérieurs et aux transports inter-régionaux. L'application a connu plus de succès que StopCovid et compte plusieurs dizaines de millions de téléchargements.

ii. Outils d'IA à destination des professionnels de santé pour la prise en charge des patients

Il existe un très grand nombre de publications médicales et scientifiques consacrées à l'émergence de l'IA dans le champ de la médecine. Les technologies de l'IA semblent intéressantes pour construire des outils d'aide au diagnostic et à la décision dans différentes spécialités (imagerie médicale, dermatologie, oncologie, etc.).

Outils d'aide au diagnostic

Des outils d'IA sont développés pour l'usage des professionnels de santé, en particulier des outils d'aide au diagnostic. Certains médecins et chercheurs y voient la possibilité d'un gain de chance pour leurs patients (en oncologie, radiologie, etc.) tout en restant lucides sur la nécessité d'évaluer la balance bénéfices/risques de ces outils. Les techniques d'IA qui sont les plus prometteuses à ce jour pour les médecins et leurs patients sont celles du machine learning, et plus particulièrement du deep learning.

Grâce à l'IA, on envisage notamment de diagnostiquer : la malignité des tumeurs intracanalaires papillaires et mucineuses du pancréas en oncologie grâce à des images recueillies par ultrasonographie endoscopique ; les glaucomes mais aussi d'autres pathologies ophtalmologiques par l'analyse et la catégorisation de données provenant entre autres des champs visuels et de la structure du nerf optique (*via* la tomographie par cohérence optique par exemple) ; des pathologies dermatologiques *via* l'analyse de photographies ; ou encore des cancers du sein par l'analyse de radiographies du sein. D'après les différents travaux de recherche cités, de tels diagnostics pourraient être faits en pratique courante par l'utilisation de ces images à partir desquelles un algorithme d'apprentissage profond (deep learning), la plupart du temps, serait en mesure d'apprendre à reconnaître ces pathologies et d'annoncer avec quelle probabilité il pose ce diagnostic.

Pour citer un autre exemple, la solution de dépistage OphtAI repose sur une technique de deep learning (*cf.* plus bas) qui, grâce à un entraînement sur environ 350 000 images rétiniennes (données issues d'hôpitaux parisiens), permet de diagnostiquer différents types de maladies oculaires, et en particulier la rétinopathie diabétique. Grâce à cette application, entre 10 et 50 % de rétinopathies diabétiques pourraient être dépistées en plus par les ophtalmologues et 19 % de cécité supplémentaires pourraient être dépistées par an.

Outils pronostiques

Outre l'aide au diagnostic, l'IA peut permettre de proposer une prise en charge adaptée au patient, c'est-à-dire un traitement, un suivi ou encore une évaluation du pronostic personnalisés.

Dans le domaine de l'oncologie, l'IA est capable aujourd'hui de prédire l'évolution de la maladie d'un patient. C'est particulièrement le cas dans le domaine de l'oncologie médicale puisque les résultats de travaux de recherche concluent que les outils d'IA sont en mesure, par exemple, de prédire la réponse à une immunothérapie à l'aide de biomarqueurs radiomiques[1] non invasifs pour un

[1] La radiomique a pour objectif de caractériser les tumeurs, en exploitant de manière approfondie des données contenues au sein de photographies issues d'imageries classiques. Elle consiste en l'extraction automatique d'un très grand nombre de paramètres (plusieurs dizaines voire centaines) à partir

patient atteint de cancer. Ces outils d'IA ont également la capacité pour certains de prévoir, pour chaque patient, de manière individuelle, sa réponse à des chimiothérapies cytotoxiques, voire même de prévoir des rechutes locales et des métastases à distance suite à un cancer préalablement traité.

Afin d'aller plus loin dans l'élaboration d'un pronostic et la personnalisation des prises en charge, s'est développé ces dernières années le concept de *jumeaux numériques* (*digital twins*). Ce concept existe sous différentes appellations et est également connu sous le nom de *patient digital* ou encore de *patient similaire*. Ce concept est apparu tout d'abord dans le milieu industriel et tente aujourd'hui d'investir le champ de la santé, et en particulier en oncologie. Le jumeau numérique consiste en la réplication numérique d'un objet, d'un processus ou d'un système que ce soit au regard des éléments qui le constituent ou de son fonctionnement. En santé, il pourrait permettre de reproduire numériquement et le plus précisément possible l'état physique, voire psychologique, du patient de façon à être en mesure de prédire son évolution et de proposer les traitements lui étant les plus adaptés. Grâce à des techniques d'IA (machine learning principalement), le jumeau numérique pourrait être régulièrement mis à jour *via* la multitude de données l'alimentant afin de renseigner en temps réel l'état de la personne dont il est, en quelque sorte, un avatar. Sur le plan de la technique, ce jumeau numérique utilise l'apprentissage automatique (réseaux bayésiens ou encore apprentissage profond). Pour être utile et précis, le modèle du jumeau numérique doit être alimenté par des sources très variées de données de santé qui concernent l'individu, incluant des données moléculaires. En ayant recours à l'IA, il peut par exemple intégrer les traitements du patient et indiquer les changements qui se produisent dans le corps humain. Le consortium suédois Digital Twin (SDTC) par exemple s'intéresse à ce concept et vise à développer une stratégie pour la médecine personnalisée en utilisant les jumeaux numériques. Le recours aux jumeaux se déroulerait principalement en 4 grandes étapes :

---

d'images issues de plusieurs modalités et analyse afin d'étudier la complémentarité et la corrélation de ces index avec d'autres caractéristiques de la maladie (génomique, pronostique, etc.)

1. Le patient se présente avec les symptômes d'une pathologie.
2. Un jumeau numérique de ce patient est construit en un nombre illimité de copies, en organisant les milliers de variables liées à ce patient.
3. Chaque jumeau est traité par calcul avec un ou plusieurs milliers de traitements jusqu'à ce qu'un de ces médicaments ait une réponse positive (efficacité).
4. Le traitement qui a le meilleur effet sur le jumeau numérique est sélectionné pour traiter le patient.

L'hypothèse sous-jacente à ce concept est que l'on serait en possession d'informations biologiques et de style de vie très détaillées caractérisant un patient au fil du temps afin de pouvoir prédire son évolution et les soins qui lui seraient les plus appropriés. En utilisant de l'IA, ce concept pourrait amener à de grandes avancées dans le domaine de la médecine personnalisée, en particulier en oncologie ou en cardiologie. Une telle pratique reviendrait alors à redéfinir les concepts de normalité ou encore de santé puisque, dans ce cas, la définition de la santé est fondée sur sa propre référence et non plus par rapport à un chiffre qui serait le même pour tous (ex : valeur de la glycémie).

Outils d'aide à la gestion du parcours de soins

L'IA peut également être un outil d'aide à la gestion des soins. L'entreprise Calyps data intelligence propose par exemple le logiciel CALYPS Saniia, qui est une IA de type deep learning, utilisée dans certains établissements de santé, dont en France, et qui permet de faire des analyses prédictives afin d'évaluer le flux de patients aux urgences avec un degré de précision à l'heure près et un taux de fiabilité de 90 %. Cet outil s'est perfectionné à partir de données de vie réelle aux urgences. L'utilisation de CALYPS Saniia aux urgences permettrait de réduire le temps d'attente des patients de 16 minutes en moyenne et celle de la durée de prise en charge d'une heure. De même, le logiciel ART-Plan, Annotate développé par TheraPanacea, entreprise issue de plus de 10 ans de recherche entre l'École CentraleSupélec et l'Inria, propose, grâce à un auto-apprentissage à partir de milliers d'images, de diviser par 20 le temps de préparation à une radiothérapie. Pour cela, le logiciel permet de contourner de manière extrêmement précise les organes et tissus à épargner, ce qui prendrait bien plus de temps manuellement. Le temps de contournage moyen avec ce logiciel est estimé à 7 minutes contre 81 minutes manuellement.

La gestion du parcours de soins peut également passer par le suivi de patients suivis pour une pathologie identifiée afin de les prendre en charge au plus tôt lorsque cela s'avère nécessaire. L'outil d'IA a alors un double avantage : indiquer au patient si son traitement est bien équilibré ou s'il est nécessaire d'aller voir son médecin ; et alerter les professionnels de santé en cas de détérioration de l'état du patient. C'est par exemple l'objet de l'application Moovcare pour les patients suivis pour un cancer du poumon. Cette application a été entraînée sur une centaine de cas de patients et s'appuie sur l'analyse d'un questionnaire simple rempli chaque semaine par le patient. L'objectif de ce suivi est la détection d'une complication ou d'une récidive précoce afin d'adapter le traitement au plus tôt pour une meilleure efficacité. Moovcare a par ailleurs démontré une amélioration de la survie globale de 7 mois environ comparée à un suivi sans l'application. De même, la start-up française Calmedica a créé MemoQuest, un outil d'IA pour lequel elle a reçu plusieurs récompenses. MemoQuest est un robot conversationnel qui envoie automatiquement des SMS aux patients de chirurgie ambulatoire à plusieurs étapes de la prise en charge du patient :

- avant l'opération : rappel du rendez-vous et des consignes ;
- après l'opération : envoi de consignes au patient et alerte du personnel soignant en cas de symptômes d'une complication post-opératoire ou en cas d'absence de réponse de la part du patient.

Le rôle donné à ces outils d'IA pour la prise en charge des patients peut donc être important, voire essentiel. Mais jusqu'où peut-on leur faire confiance ? Sont-ils véritablement intelligents au point que nous puissions leur faire une confiance aveugle ?

Dans le chapitre qui suit, nous nous proposons de nous intéresser davantage à ce concept d'intelligence et au type d'intelligence que nous avons généré avec l'IA. Cela nous amènera à détailler davantage les techniques utilisées dans l'IA.

2. A-t-on enfin créé l'intelligence à travers nos outils numériques ?

i. Le désir de l'humain de créer l'intelligence est ancien et a traversé les âges

La volonté d'engendrer une mécanisation intelligente est bien plus ancienne que les technologies nécessaires pour la réaliser. Ce désir humain de « donner la vie » à une machine se retrouve, au fil du temps, au sein de mythes et de contes. C'est une idée qui est récurrente, en particulier chez les philosophes antiques. Avant même d'être capable de formaliser ce qui peut constituer cette intelligence, l'être humain a eu à cœur d'engendrer une telle création.

Par exemple, dans la mythologie grecque, Héphaïstos est le dieu du feu, de la forge, de la métallurgie et des volcans. Fils d'Héra et de Zeus (voire seulement d'Héra selon les sources), c'est un dieu difforme et boiteux. Néanmoins, ce dernier présente la particularité de pouvoir construire des objets capables de se mouvoir d'eux-mêmes, de véritables automates qu'il crée par cette capacité qu'il a à imiter la vie. Il créera par exemple des trépieds capables de se rendre de leur propre mouvement à l'assemblée des dieux, ou encore des servantes d'or pour l'assister dans ses travaux. Dans les écrits, comme l'*Iliade*, Héphaïstos se voit attribuer l'expression *iduiêisi prapidessi. I*duîa signifie « savant, expert », et *prapis* a souvent désigné le diaphragme puis, par la suite, le siège de l'intelligence. Héphaïstos, par sa capacité à concevoir les automates dans son esprit puis à les animer est, déjà à cette époque, considéré comme un visionnaire. C'est grâce à l'existence de ces automates, qui réalisent les tâches les plus fastidieuses et répétitives, que la première « race humaine » peut vivre des temps paisibles et agréables sans se soucier des peines liées au labeur. Ces outils ont alors un rôle assimilé à celui d'esclaves, à cette différence près que, contrairement aux tâches réalisées par un humain, celle-ci sont accomplies à la perfection, telles qu'un Homme n'aurait jamais été capable de les réaliser. Or, le terme *automate* sous-entend, de par ses origines, la présence d'une forme de vie, incarnée par l'existence de caractéristiques propres à l'esprit. Les automates que construit Héphaïstos sont des objets techniques, construits grâce au talent de ce dieu, mais ils sont également empreints de ce qui est alors appelé *magie* en ce qu'ils sont animés et reproduisent en partie les fonctions de l'esprit. Le feu que maîtrise Héphaïstos peut s'appréhender comme le symbole de cette forme de vie qu'il manipule et crée selon son bon vouloir. Ce mythe témoigne du véritable désir, dans ces premières aspirations de l'Homme, de faire des créatures maîtrisées par leur créateur.

D'autres exemples illustrent ce désir humain profond de créer la vie et, avec elle, l'intelligence, à travers les siècles. Nous pourrons citer en particulier, au XIXe siècle, le fameux « monstre de Frankenstein ». Ce monstre voit le jour pour la première fois en 1821 dans le roman de Mary Shelley, intitulé *Frankenstein ou le Prométhée moderne*. Il est créé par le savant Victor Frankenstein qui construit cette créature afin de démontrer son pouvoir de créer la vie et, avec, l'intelligence. Cependant, effrayé par sa création qu'il juge hideuse, Victor Frankenstein va ensuite s'enfuir, laissant le monstre seul, livré à lui-même. Ce monstre symbolise le désir de tout savant de cette époque d'être capable d'insuffler la vie (création d'une conscience) et de doter un objet d'une capacité de penser (intelligence), de manière purement artificielle. Aujourd'hui encore, le mythe du monstre de Frankenstein est une référence pour les scientifiques en termes de normes éthiques à respecter. Il rappelle à ces derniers l'humilité indispensable à leur métier et les limites à ne pas dépasser.

Il existe, de nos jours, de nombreux exemples de récits mettant en scène des machines qualifiées d'intelligentes. Les temps ont passé, au regard des premiers mythes grecs où la vie était insufflée dans les automates, et pourtant ce qui crée l'émerveillement dans chacune de ces histoires est la présence d'une intelligence, voire même d'une conscience, capable d'agir et de réagir exactement comme un humain le ferait sans en être un. Ainsi, plus récemment, se trouve, parmi les exemples les plus connus, la nouvelle d'Isaac Asimov où sont énoncées les trois lois de la robotique en 1942. Isaac Asimov est un auteur de nouvelles de science-fiction. Il publie *Cercle vicieux* (*Runaround*) dans « Astounding Science-Fiction », un magazine américain. *Cercle vicieux* est une nouvelle dont Asimov avait situé l'action en 2015 et où il mettait en scène deux techniciens qui évaluaient des robots sur la planète Mercure. C'est dans cette nouvelle qu'Isaac Asimov a énoncé pour la première fois les trois lois de la robotique qui seront largement reprises par la suite, et notamment avec le développement de l'IA :

1. *Un robot ne peut porter atteinte à un être humain* ni, restant passif, permettre qu'un être humain soit exposé au danger.
2. *Un robot doit obéir* aux ordres que lui donne un être humain, sauf si de tels ordres entrent en conflit avec la première loi.
3. *Un robot doit protéger son existence* tant que cette protection n'entre pas en conflit avec la première ou la deuxième loi.

Autre exemple, dans le domaine cinématographique cette fois-ci, « Ex Machina » est un film de 2015 qui s'intéresse aux similitudes entre l'humain et la machine dotée de conscience. Ce film est récompensé pour l'Oscar des meilleurs effets visuels à la cérémonie des Oscars de 2016. Dans ce film, Caleb, un jeune programmeur, remporte un concours proposé par son entreprise pour passer une semaine dans un lieu retiré et rencontrer le PDG de l'entreprise. En réalité, le PDG attend de lui qu'il évalue Ava, une IA qu'il a conçue sous forme de robot féminin, afin de déterminer si cette machine a une conscience. Caleb tombe finalement sous le charme d'Ava qui le persuade de l'aider à s'enfuir. Le film joue beaucoup sur la difficulté à percevoir la différence entre humain et robot, si bien que Caleb finit par se demander s'il n'est pas lui-même un robot. Le film se termine sur le triomphe de la machine sur l'homme qui réussit à berner Caleb et qui s'enfuit après l'avoir enfermé à son tour. Dans ce film, ce qui fascine et interroge à la fois est la création d'une IA conçue par un humain mais qui finit pourtant par le surpasser, rejoignant ainsi les scénarios catastrophes bien connus du grand public (ex : *Terminator*). La crainte de voir une de ces créations capables de nous berner et de nous gouverner est par ailleurs une des peurs sous-jacentes aux discussions relatives à l'IA, en santé comme dans les autres domaines. Dans ce même ordre d'idées, on trouve la série *Westworld.* Cette série américaine est diffusée pour la première fois le 2 octobre 2016 et a rencontré un grand succès aux États-Unis. Elle s'inspire du film du même nom de 1973 (écrit et réalisé par Michael Crichton) et, dans une moindre mesure, de la suite du film de 1976, *Futureworld. Westworld* est un parc d'attractions futuristes qui reproduit différents environnements et où de riches clients fortunés en quête de distraction et d'aventure peuvent venir se reposer et réaliser toutes les extravagances qu'ils ne pourraient réaliser dans leur « vraie » vie. En effet, la particularité de ce parc est que les figurants sont tous des robots (des IA), ce qui permet aux clients de faire ce que bon leur semble avec ces derniers. Ces robots sont si semblables aux humains que cela en devient source de confusion, et là encore revient la question de ce qui séparerait un robot d'un humain si ce dernier possédait l'intelligence. Qui des robots ou des humains porteraient en eux la plus grande part d'humanité ? Les robots pourraient-ils être jugés plus humains que des Hommes si nous créions l'intelligence ? C'est en tout cas un des rêves qui nous habite.

ii. Les deux principales approches pour penser l'intelligence créée par l'humain

Avant même la naissance de l'IA comme domaine autonome (*cf.* plus bas), l'être humain n'a pas souhaité se contenter de rêver à travers des nouvelles et des films mettant en scène des IA, il a aussi œuvré afin d'être en mesure de faire jaillir cette intelligence par lui-même. Ainsi, dans un premier temps, les penseurs et les scientifiques ont réduit l'intelligence humaine à la capacité de raisonner (appelée « approche logique »). Dans un second temps, ils ont qualifié d'intelligent ce qui simulait le fonctionnement du cerveau humain (appelée « approche connexionniste »). Néanmoins, à partir du moment où l'approche connexionniste s'est développée, cela n'a pas empêché l'approche logique de continuer d'exister et les deux approches ont pu cohabiter et cohabitent encore. Ci-dessous, nous détaillons des exemples marquants, et non exhaustifs, de la matérialisation de l'intelligence à partir de ces deux approches.

L'approche logique, à travers quelques exemples

L'approche logique réduit l'intelligence à la logique. Elle consiste à s'appuyer sur la logique mathématique afin de produire un résultat qui serait la réponse à une question posée. Cette approche est née avec Aristote (384-322 av. J.-C.), dans *l'Éthique à Nicomaque*, qui a été le premier à formaliser les rudiments de ce qui sera appelé par la suite la théorie du syllogisme pratique. Pour Aristote, il s'agit d'un raisonnement logique mettant en relation trois propositions et qui permet la démonstration. Aristote définira le syllogisme comme « un discours dans lequel, certaines choses étant posées, quelque chose d'autre que ces données en résulte nécessairement par le seul fait de ces données ». Les « choses étant posées » correspondent à la conjonction entre une prémisse universelle, qui est une opinion, et des faits particuliers pour lesquels la perception est maîtresse. Ces deux prémices vont alors engendrer une seule proposition. Par exemple, reprenons une expression devenue canonique, lorsque la prémisse universelle « Tous les Hommes sont mortels » rencontre la prémisse particulière « Socrate est un Homme », nous en concluons que Socrate est mortel. Pour Aristote, c'est ce qu'il appelle l'« âme » qui en affirme la conclusion. Dans le cas du syllogisme, il n'y a donc pas de déduction sans une induction préalable, ni d'induction si l'on ne cherche pas à généraliser ses observations. C'est ensuite sur cette première forme de raisonnement logique que les mathématiciens et informaticiens qui contribueront au développement de l'approche logique s'appuieront pour concevoir des outils qu'ils qualifieront d'intelligents.

Bien plus tard, Thomas Hobbes (1588-1679), philosophe anglais et auteur du *Léviathan* (1651), pousse la représentation du raisonnement humain, et donc de l'intelligence comme moyen d'accès à la connaissance, encore plus loin. En effet, Hobbes a beaucoup réfléchi à la question du langage. Il considère ce dernier comme ce qui est capable de transformer notre « discours mental en discours verbal » pour arriver à la vérité par un juste enchaînement du raisonnement. Pour lui, le raisonnement est équivalent à un calcul, autrement dit à la soustraction et à l'addition des conséquences des noms apposés sur des réalités. Pour Hobbes, raison et calculs sont donc équivalents et nous permettent tous deux d'atteindre la Vérité. Tout ce qui calcule peut donc être considéré comme doté de raison, la raison étant la manifestation de notre intelligence. C'est ainsi que différents chercheurs ont tenté, tour à tour, de créer des machines capables de calculer elles-mêmes. C'est sans doute le cas de Léonard de Vinci (1452-1519) dont deux dessins, qui ont été retrouvés à la bibliothèque nationale d'Espagne à Madrid, semblent représenter les prototypes de la première machine à calculer. Ce fut également le cas de Wilhelm Schickard (1592-1635) dont les écrits décrivant une horloge à calculer ont été perdus pendant trois siècles entravant son passage à la postérité. Puis, Blaise Pascal (1623-1662) un mathématicien, inventeur, physicien, philosophe, moraliste et théologien français a conçu la première machine d'arithmétique connue, dénommée roue pascaline, ou pascaline. Cette machine ne pouvait effectuer que des additions ou des soustractions mais sa mise au point a marqué le commencement du développement du calcul mécanique en Europe, puis dans le monde entier, dès le milieu du XIXe siècle. En 1671, Gottfried Wilhelm Leibniz (1646-1716) commençait à son tour des travaux sur la machine à calculer afin de perfectionner la pascaline. Le spectre de calcul de cette machine était plus large que celui de la pascaline (multiplications, divisions, racine carrée...), au prix d'une fiabilité moindre. Quoi qu'il en soit, différents succès de la construction d'une machine qui calcule, en utilisant le raisonnement logique, ont donc pu être recensés à l'époque et démontrent déjà l'intérêt pour de tels outils.

Par la suite, George Boole (1815-1864), logicien, mathématicien et philosophe britannique, crée la logique telle qu'elle est conçue aujourd'hui, c'est-à-dire, comme l'étude des conditions formelles de la vérité, appelée aussi algèbre de Boole. Dans *The mathematical analysis of logic,* il écrit que « Ce qui rend la logique possible, c'est l'existence en nos esprits de notions générales, notre faculté de concevoir une classe et de désigner les individus qui en sont membres par un même nom. ». Pour Boole, la théorie de la logique est intimement liée à la théorie du langage. Selon lui, le raisonnement logique suivrait des lois mathématiques et pourrait être mené de la même façon que l'on résout un système d'équations grâce à un nouveau calcul qui opère avec des classes d'objets au lieu de nombres. Cette nouvelle forme de logique a permis le développement d'outils qui ont parfois été qualifiés d'intelligents. Ainsi, le premier automate joueur d'échecs est inventé par Leonardo Torres y Quevedos (1852-1936), un mathématicien, physicien et inventeur espagnol. Il créa la première machine capable de jouer seule aux échecs contre un humain. Cet automate, considéré comme le premier ordinateur s'appuyait sur un algorithme utilisant des règles logiques, et fut le premier automate capable de prendre une décision, les pièces de l'échiquier étant automatiquement déplacées par un bras mécanique. Il remporta toutes ses parties et fut présenté à la foire de Paris en 1914. Alfred Chapuis, pionnier de l'histoire de l'horlogerie, le décrira en ces termes : « …de sorte qu'après un nombre de coups mathématiquement déterminés, la machine gagne et annonce elle-même : « Échec et mat ! » par un phonographe, en même temps que ces mots s'inscrivent dans un voyant lumineux ».

Le tournant connexionniste, à travers quelques exemples

L'émergence de ce qui est appelé le courant connexionniste a lieu alors que l'approche logique est déjà développée. Cette approche ne cherche pas à reproduire l'intelligence en termes de raisonnement mais plutôt à imiter le mode de fonctionnement physiologique du cerveau. Parmi les personnes emblématiques de ce courant, il nous faut citer Warren McCulloch (1898-1969), chercheur américain en psychologie cognitive, et Walter Pitts (1923-1969), neurologue américain. Tous deux se sont intéressés à l'activité neuronale. Ensemble, ils ont réalisé les premiers travaux à partir de l'observation des neurones du cerveau. Leurs travaux, qui ont permis de définir que l'activité du cerveau pouvait se traduire sous forme de fonction mathématique, ont ouvert la voie aux travaux relatifs à des automates auto-régulés. Ces travaux fondateurs de McCulloch et Pitts ont été publiés dans un article de 1943, intitulé « A Logical Calculus of Ideas Immanent in Nervous Activity » (« Un calculateur logique des idées immanentes dans l'activité nerveuse »). Ces deux chercheurs sont parfois considérés comme ceux qui ont réalisé les premiers travaux sur les systèmes d'apprentissage et sur l'IA dans son sens actuel. Le tournant scientifique connexionniste se fait donc en ce que la simulation de l'intelligence humaine ne repose plus sur des tentatives de reproduction d'un mode de raisonnement humain mais en prenant comme modèle la physiologie et le mode de fonctionnement du cerveau. Autrement dit, certains scientifiques pensent alors qu'en reproduisant la façon dont un cerveau fonctionne, il sera possible de recréer l'intelligence humaine. John von Neumann a, lui aussi, parmi les premiers, entrepris de montrer qu'un « cerveau digital » fonctionnait comme une « machine humaine ». Il a démontré que le neurone propageait l'influx nerveux. Les impulsions nerveuses pouvaient alors selon lui être considérées comme des marques à deux valeurs : présence ou absence de l'influx nerveux, symbolisé par 0 ou 1. Dans son article « Théorie générale et logique des automates », il considérait que le neurone était une sorte d'organe digital, fonctionnant selon la loi du tout ou rien. Ses travaux, dans la lignée de ceux de McCulloch et Pitts, ont donc permis d'opérer le basculement d'une reproduction de l'intelligence par la logique à celle de l'imitation du fonctionnement physiologique du cerveau.

Inspirés par les travaux de McCulloch et Pitts, Marvin Minsky (1927-2016) et Dean Edmonds, scientifiques américains, ont construit en 1950 le premier réseau de neurones artificiels qu'ils ont appelé le S.N.A.R.C. (Stochastic Neural Analog Reinforcement Computer) et qui reproduisait le fonctionnement du cerveau d'un rat cherchant sa nourriture dans un labyrinthe. De la même façon que les réseaux de neurones utilisés aujourd'hui, les synapses de ce réseau étaient capables d'ajuster leur pondération en fonction du succès ou de l'échec du comportement de simulation. Le concept de « réseau de neurones » s'inscrit dans un concept technologique plus vaste appelé « machine learning ». Le *machine learning* est un terme popularisé par Arthur Samuel (1901-1990), scientifique américain diplômé du M.I.T. (Massachusetts Institute of Technology*)*, qui l'a utilisé pour concevoir un programme de jeu de dames, l'un des premiers programmes d'auto-apprentissage au monde à connaître un tel succès. Pour Samuel, enseigner à jouer aux dames aux ordinateurs était très utile pour développer des tactiques adaptées aux problèmes généraux. Selon lui, le jeu de dames avait l'avantage d'être assez simple malgré la stratégie approfondie sous-jacente. L'important pour lui consistait en ce que le programme de dames apprenne à jouer de mieux en mieux. L'apprentissage se faisait par mémorisation de faits ou de nouvelles règles. Par la suite, Samuel avait donné la possibilité à son programme de modifier les poids (recalibration). Bien que le terme d'« Intelligence Artificielle » n'existait pas encore à l'époque, les travaux de Samuel sont aujourd'hui associés à de l'IA. Le *machine learning*, dit aussi « apprentissage machine », comprend différentes techniques, dont l'inférence bayésienne, qui découle des travaux du mathématicien britannique Thomas Bayes (1702-1761), et de son théorème de Bayes. L'inférence bayésienne est très utilisée pour le classement automatique et qui permettra de trier des éléments (ex : identifier les spams sur un ordinateur).

Plus récemment, les techniques de réseaux de neurones (par exemple le *deep learning*) et de *machine learning* ont permis de donner naissance à différentes machines qui, à chaque fois, cherchaient à dépasser les possibilités de l'intelligence humaine par cette approche connexionniste. C'est le cas de deep blue, un superordinateur d'IBM spécialisé dans le jeu d'échecs. Deep blue a battu le champion du monde d'échecs, Garry Kasparov, en 1997, à New York, dans une revanche en six parties. À la sixième partie, Garry Kasparov a d'ailleurs quitté le jeu après seulement 19 coups, dans un geste d'impuissance extrêmement marquant pour les spectateurs de l'époque. De la même façon, quelques années plus tard, en 2011, l'ordinateur Watson d'IBM a gagné le jeu télévisé américain créé dans les années 60, le *Jeopardy !*, en seulement trois manches. Dans ce jeu, Watson a alors été confronté à deux humains, champions du jeu et mis au défi de trouver la question correspondant aux réponses qui lui étaient fournies, et constituant des indices. Watson y est parvenu, et a alors battu les deux champions, sans difficultés. Autre exemple emblématique, en 2016, un nouvel exploit est réalisé par une IA lorsqu'AlphaGo, un programme informatique capable de jouer au jeu de go et développé par l'entreprise britannique Google DeepMind, a battu le champion de go sud-coréen, Lee Sedol, déjà dix-huit fois champion du monde. À la différence de Deep Blue, AlphaGo avait été « entraîné » en jouant contre lui-même. Durant le match, qui se jouait en cinq parties, la machine a remporté toutes les parties sauf la quatrième. Au cours de ce jeu, elle a notamment créé la surprise en faisant preuve de créativité. Lee Sedol a ainsi déclaré, après s'être définitivement retiré de la compétition mondiale, « Même si je deviens le numéro un, il y a une entité qui ne peut pas être vaincue ». Autre exemple, dans le domaine artistique cette fois-ci, en 2023, une IA a remporté le concours de photographie Sony World Photography Awards dans la catégorie « Créations » avec l'œuvre 'Pseudomnesia : The Electrician' ("Pseudomnésie : l'électricienne"). Or, le jury ignorait qu'une IA était à l'origine de cette photographie.

Ces dernières années, l'IA semble donc avoir investi de nombreux domaines avec une performance croissante en peu de temps. Ces approches pour penser l'IA correspondent à des techniques propres pour faire de l'IA que nous détaillerons un peu plus loin dans cet ouvrage.

iii. Exemple de l'apport de l'informatique pour savoir si un outil est intelligent

Différentes disciplines ont contribué à mieux définir le concept d'intelligence pour établir qu'un outil ou une machine est intelligent. C'est le cas de la philosophie, la psychologie, l'anthropologie, l'éthologie, la biologie, l'informatique, etc. Ces disciplines ont permis d'alimenter les réflexions sur ce concept, afin de mieux déterminer à quoi correspond l'intelligence humaine. Elles se sont enrichi les autres, au fil du temps, et ont également contribué à la réflexion sur la définition du concept d'intelligence dans une logique de multidisciplinarité.

Pour ne donner qu'un exemple, nous pouvons prendre celui de l'informatique, discipline particulièrement concernée par le développement de l'IA. Pour Turing, scientifique britannique qui a contribué au débat sur la possibilité de l'IA, la façon dont le système est construit n'a pas vraiment d'importance. Son intelligence ne doit être évaluée que sur la base de sa capacité à reproduire le comportement humain. Ce n'est donc pas le fait de calquer le fonctionnement des techniques d'IA sur le fonctionnement du cerveau humain qui fait que l'on parlera davantage d'intelligence. Dans son article de 1950, « Computing machinery and intelligence », Turing se pose la question de savoir si les machines pensent, ce qui prouverait alors une certaine intelligence de ces dernières. Pour cela, il va s'appuyer sur la capacité de la machine à converser avec un humain. Un évaluateur (A) va converser par ordinateur avec un autre individu humain (B), et avec une machine (C). Le but de l'exercice – communément désigné « test de Turing » – est pour A de reconnaître quand c'est la machine C qui converse avec lui. Si A n'arrive plus à faire la différence entre B et C, alors on pourra dire, selon Turing, que la machine C est intelligente. En 1990, le prix Loebner est créé en prenant pour critères ceux du test de Turing. Le prix est remis aux dialogueurs satisfaisant le mieux ces critères suite à une compétition qui a lieu de façon annuelle. À ce jour, aucune machine n'a jamais réussi le test de Turing car lorsque la question posée au cours de cette compétition présente de l'ambiguïté, généralement la machine se trompe.

Or, Turing pensait que ce test serait dépassé par les machines en 2000…

Pour d'autres, comme Yann Lecun, plus que reproduire le comportement humain, l'intelligence est la capacité de l'agent à prédire. Yann Lecun est un chercheur en IA et vision artificielle, considéré comme l'un des inventeurs de l'apprentissage profond. Il a reçu le prix Turing le 27 mars 2019. Il affirme que « La prédiction est l'essence de l'intelligence ». De même, dans son livre, *On Intelligence*, Jeff Hawkins, neuroscientifique, concepteur d'ordinateurs et de téléphones, défend l'idée que la prédiction offre une mesure importante de l'intelligence.

Il n'existe donc pas de consensus pour identifier de façon unanime l'intelligence d'un outil. Soyons clairs, il semblerait qu'il n'existe pas, à ce jour, d'outil d'IA que l'on puisse qualifier d'« intelligent » si l'on s'appuie sur la définition de Turing. De même, la prédiction proposée par les outils d'IA reste encore assez limitée pour le moment, bien qu'ayant fait beaucoup de progrès. On peut, par exemple, prédire, avec toujours une certaine marge d'erreur, la réponse d'un patient à un traitement anticancéreux selon les caractéristiques qui lui sont propres. Pour autant, l'IA développée n'en reste pas moins une IA dite « faible », c'est-à-dire qui « se contente » d'exécuter un programme ou une tâche programmée par l'homme et qui est pour l'heure incapable d'acquérir de l'autonomie vis-à-vis de ses programmes initiaux.

II. Principaux défis posés par l'Intelligence Artificielle en santé quand on parle d'« éthique de l'IA »

1. Comment identifier un outil d'IA ?

Nous venons de le voir, malgré tous les efforts fournis par l'être humain pour générer l'intelligence, les outils d'IA ne sont pas des outils que l'on pourrait qualifier à proprement parler d'« intelligents » de façon consensuelle. Et pourtant, le terme « IA » a tendance à fasciner, jusqu'à revenir régulièrement dans toutes les bouches lorsqu'il est question de numérique en santé. Néanmoins, toutes les technologies utilisées dans ce domaine ne relèvent pas de l'IA. Nous pouvons dès à présent dire quelques mots sur ce qu'est supposée être l'IA en santé.

En 1955, à la veille de la création de l'IA comme domaine autonome lors de la conférence de Darmouth, l'IA est introduite comme un objectif à atteindre qui visait à ce que « les machines utilisent le langage, forment des abstractions et des concepts, résolvent des types de problèmes désormais réservés aux humains, et s'améliorent »[1]. Marvin Minski[2] l'a ensuite définie comme la science qui consiste à faire faire aux machines ce que l'homme ferait moyennant une certaine intelligence. Cette définition est large et il n'est donc, à première vue, pas forcément évident de définir précisément ce qui relève ou non de l'IA car différents types de définitions existent aujourd'hui sans qu'une définition consensuelle n'ait véritablement émergé.

Afin d'éclairer ce concept d'IA, nous pouvons alors aborder l'IA sous différents angles dans les pages qui vont suivre :

- En nous intéressant à la *façon dont les contours de cette discipline ont été tracés.* Autrement dit, comment est-ce que ce concept d'IA a été pensé au départ, et qu'est-ce qu'il englobe ? Pour

---

[1] McCarthy J, Minsky ML, Rochester N, Shannon CE. A Proposal for the Dartmouth Summer Research Project on Artificial Intelligence, August 31, 1955. AI Magazine. 2006 Dec 15 ; 27(4) : 12–12

[2] Scientifique américain, créateur du terme d'« intelligence artificielle »

cela, il faut s'intéresser aux concepts, également très proches et parfois confondus avec l'IA, de cybernétique et de sciences cognitives.

- En nous penchant sur l'histoire du développement *l'IA comme domaine autonome*.

- En nous intéressant aux *techniques actuelles qu'englobe le terme d'IA*, à savoir le *statistical learning*, le *deep learning* et les systèmes experts ;

- Pour enfin nous pencher sur les *définitions de l'IA* les plus complètes que nous pouvons retenir.

i. Les disciplines concernées par l'IA

La *cybernétique* englobe la plupart des concepts associés à l'IA. Le terme cybernétique a été utilisé au milieu du XXe siècle pour désigner initialement une modélisation des échanges d'informations par l'étude des processus de contrôle et de communication aussi bien chez les êtres vivants que chez les machines. Ce terme est introduit par le mathématicien américain Norbert Wiener en 1948 dans un ouvrage qui formalise les échanges d'informations ayant eu lieu lors de conférences itératives à Macy entre 1942 et 1953 et qui ont donné lieu à la définition de ce qui est aujourd'hui appelé la première cybernétique. Ces conférences étaient le lieu des échanges scientifiques interdisciplinaires au sein d'un groupe multidisciplinaire (mathématiciens, anthropologues, économistes, etc.) dont l'objet d'étude était le fonctionnement de l'esprit. C'est au cours d'une de ces conférences que Wiener introduit le néologisme « cybernétique ». Wiener cherche alors à unifier plusieurs disciplines autour des quelques concepts clés que sont ceux d'*information*, de *communication* et de *rétrocontrôle*. Pour lui, hommes, machines et animaux sont tous des machines à communiquer en prenant en compte leur environnement, à l'image d'un ordinateur. Il va définir quelques grands principes de la cybernétique, à savoir :

- l'émetteur qui envoie de l'information ;
- le récepteur qui reçoit l'information ;
- le flux d'information : ce qui est envoyé et effectivement reçu ;
- le phénomène de boîte noire où ce qui compte n'est pas ce que contient cette boîte noire (puisque l'on ne peut pas y avoir accès)

mais la fonction apparente déduite à partir de cette boîte noire, à partir de l'étude de ses entrées et de ses sorties ;

- la rétroaction, ou feedback, qui correspond à l'ajustement de l'action en fonction de l'état du système. En biologie par exemple, le maintien de l'homéostasie fait appel à un phénomène de feedback. C'est là un principe essentiel de la cybernétique.

Ces grands principes avaient déjà été utilisés en 1943 pour la création du premier modèle informatique du neurone biologique de McCulloch et Pitts en 1943.

Suite aux travaux de Wiener, un *deuxième mouvement de la cybernétique* voit ensuite le jour avec Marvin Minski qui définit la cybernétique comme la science des systèmes. Les interactions entre les éléments peuvent alors consister en des échanges d'information mais aussi de matière et d'énergie. Marvin Minski présentait alors la « première cybernétique » comme un tronc commun pouvant être divisé en trois différentes branches : la « simulation cognitive », *l'IA* et, ce qu'il appelait la théorie des systèmes auto-organisateurs, constituant la « seconde cybernétique » à proprement parler. Le mouvement cybernétique a contribué au développement des *sciences cognitives (avec l'IA et la neurobiologie)*, mais aussi de certaines sciences humaines (sciences de l'information et de la communication, psychanalyse, etc.), de l'ingénierie (automatique), la robotique, l'écologie (théorie d'une auto-régulation de la Terre), l'invention d'internet, etc.

Les sciences cognitives peuvent être définies comme ce qui procède de l'étude des techniques de connaissance et de la connaissance en général du fonctionnement de la pensée humaine, animale ou encore artificielle. Autrement dit, elles s'intéressent à tout système capable de manipuler de la connaissance. Elles modélisent des processus aussi divers et complexes que la mémoire, l'attention, le raisonnement, le langage, les émotions, etc. Pour cela, elles ont été divisées par D.D. Miller, psychologue américain, en six disciplines, dont l'IA. Ces six disciplines sont détaillées dans le schéma ci-dessous.

Les six disciplines scientifiques des sciences cognitives selon Miller

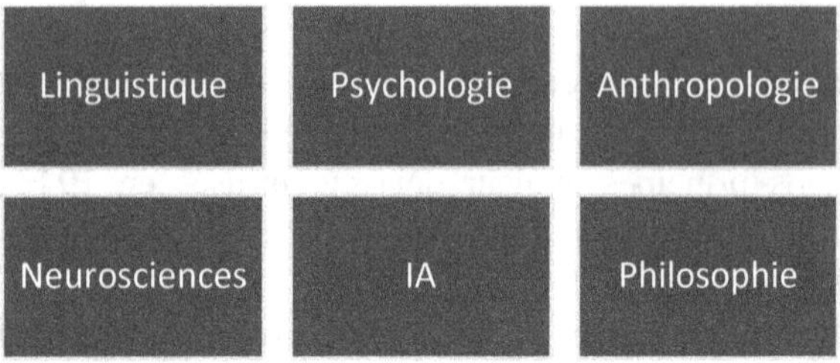

La naissance de l'IA comme discipline date de la conférence de Dartmouth en 1956. C'est dans l'objectif de se distinguer des sciences cognitives, en général, que Marvin Minski crée le terme d'« IA », afin de définir un domaine de recherche à part entière avec des objectifs définis et plus précis que ceux des sciences cognitives. Ainsi, alors que les sciences cognitives posent la question des règles algorithmiques du comportement intelligent de façon générale, l'IA qui est une composante de ces sciences cognitives, cherche à réaliser des simulations de comportements intelligents sur des machines. Cette relation entre l'IA et les sciences cognitives explique que l'IA utilise des théories développées par les sciences cognitives afin de les appliquer à son champ de recherche particulier. Ainsi, par exemple, le connexionnisme et le cognitivisme[1] font partie des principaux courants des sciences cognitives et sont largement utilisés dans le cadre de l'IA.

ii. La naissance du terme « IA » et les remous liés à son développement

Le moment fondateur de l'IA s'est déroulé au cours de la *conférence de Dartmouth*, un atelier scientifique qui a eu lieu l'été 1956. Durant cet atelier, qui a duré six à huit semaines, une dizaine de mathématiciens et de scientifiques s'étaient réunis pour une

[1] Le cognitivisme consiste à penser que l'esprit est un système de traitement symbolique de l'information, à l'image d'un ordinateur, alors que l'IA connexionniste repose sur l'idée de l'existence d'un réseau (*cf.* supra)

séance de réflexion en commun et d'émulation, sous l'impulsion de John McCarthy, jeune professeur adjoint de mathématiques au Dartmouth Collège et inventeur du LISP, un langage de programmation qui a été largement utilisé en IA jusqu'en 2010 environ. Jusqu'à ce moment-là, les travaux relatifs aux "machines pensantes" portaient différents noms : *cybernétique, théorie des automates, traitement complexe de l'information.* Les orientations conceptuelles sous-jacentes étaient en effet nombreuses. John McCarthy souhaitait par cet atelier constituer un groupe afin de travailler à clarifier et à développer des idées sur ces machines pensantes. C'est pourquoi, dans l'objectif d'englober tous les travaux de recherche des différents chercheurs présents, il choisit le terme, qu'il estimait relativement neutre, d'« Intelligence Artificielle ». Le 2 septembre 1955, le projet est formalisé par McCarthy, Marvin Minsky, Nathaniel Rochester et Claude Shannon, et c'est dans le corps du texte de cette proposition qu'est apparu pour la première fois le terme d'« Intelligence Artificielle » dans les termes suivants : « Nous proposons qu'une étude sur l'Intelligence Artificielle soit menée pendant l'été 1956 au Dartmouth College de Hanovre, dans le New Hampshire, sur une période de 2 mois et avec 10 personnes »[1]. Partant du principe que l'obstacle principal n'était pas le manque de capacités des machines dont ils disposaient, mais l'incapacité des humains à écrire des programmes pour tirer totalement parti des machines, ces chercheurs souhaitaient profiter d'une émulation réciproque pour surmonter leurs difficultés.

Parmi les participants à la conférence de Dartmouth, se trouvaient Claude Shannon, ingénieur en génie électrique et mathématicien de Bell Labs ; Nathan Rochester, d'IBM ; Ray Solomonoff, pionnier de la théorie de l'apprentissage automatique ; ainsi qu'Arthur Samuel, Herbert Simon, Allen Newell, Oliver Selfridge, et Trenchard More, qui créeront tous des programmes d'IA majeurs durant les premières décennies de la recherche en IA. Ces chercheurs avaient en commun le partage d'une certaine vision : ils croyaient notamment que le fait de penser n'était pas une propriété spécifique aux humains. Pour eux, le calcul était un phénomène de déduction

[1] McCarthy J, Minsky ML, Rochester N, Shannon CE. A Proposal for the Dartmouth Summer Research Project on Artificial Intelligence, August 31, 1955. AI Magazine. 2006 Dec 15 ; 27(4) : 12–12

formelle pouvant être compris de façon scientifique. C'est pourquoi l'ordinateur digital se présentait comme un outil de choix pour reproduire l'action de penser.

C'est lors de cette conférence de l'été de 1956 qu'Allen Newell et Herbert A. Simon, arrivant à Dartmouth ont présenté le programme *The Logic Theorist* qu'ils avaient conçu après avoir échangé autour de la possibilité d'apprendre aux machines à penser. La présentation de ce programme, qui formalisait les règles de raisonnement, est vue aujourd'hui comme l'acte ayant formalisé la naissance de l'IA en tant que domaine de recherche autonome. Ce *Logic Theorist* a introduit plusieurs concepts qui seront au cœur de la recherche sur l'IA par la suite : le raisonnement comme recherche, l'heuristique et le traitement de listes. Pamela McCorduck a écrit à propos du *Logic Theorist* qu'il était "la preuve positive qu'une machine pouvait accomplir des tâches jusqu'alors considérées comme intelligentes, créatives et uniquement humaines".

Les suites de l'histoire de l'IA ne correspondent pas à un long fleuve tranquille. Elles sont, au contraire, émaillées de hauts et de bas, avec ce qui a été qualifié de premier « âge d'or » vers 1960, suivie d'un « hiver » de l'IA dans les années 70, période durant laquelle le développement de l'IA a été largement ralenti, puis par un second âge d'or à partir des années 2000. Bien évidemment, tous ces remous ont été en grande partie liés à l'attribution de moyens financiers et humains à l'IA.

Les années 60, premier âge d'or de l'IA : le raisonnement logique

Dans les années 60, l'IA a fait l'objet de beaucoup d'espoir ainsi que d'investissements financiers. En 1959, Newell et Simon avaient présenté le système général de résolution de problèmes le plus important de l'histoire de l'IA : le *General Problem Solver*. Ce système fonctionnait par la formalisation de règles de raisonnement. Dans un premier temps, et malgré les avancées autres qui se faisaient en parallèle, c'est donc le raisonnement logique qui était privilégié pour la création des systèmes d'IA. Ce qu'on appelait alors « IA » ou « connaissance » se résumait à des dispositifs destinés à résoudre tout type de problème, comme un humain était capable de le faire. L'objectif visé par les scientifiques était alors de concevoir des IA générales, et non spécialistes de domaines. Simon et Newell avaient formalisé un algorithme en s'appuyant sur un concept qui datait de l'époque d'Aristote : l'heuristique[1] de la fin et des moyens. Dans *Ethique à Nicomaque*, Aristote indiquait que pour bien agir et atteindre la Vérité, l'Homme devait être guidé par la raison. Pour cela, il devait tout d'abord parvenir à souhaiter user de cette raison puis, grâce à l'étude des moyens et à une délibération, il pouvait alors parvenir à un choix réfléchi. Selon Aristote, la délibération ne se faisait pas sur les fins elles-mêmes, mais sur les moyens d'atteindre ces fins. Appliquée au champ de l'IA, cette forme d'heuristique consiste à rechercher dans un « espace-problème » le chemin optimal pour parvenir à l'état final. Le parcours dans l'espace-problème est guidé par l'analyse des différences entre l'état initial constaté et l'état final souhaité.

À la même époque, les premiers chatbots, ou agents conversationnels – qui sont également des systèmes d'IA – ont été développés. Ils fonctionnaient en repérant dans la conversation des mots dits « déclencheurs », ou encore des expressions, afin de donner des réponses dont le schéma était programmé pour poursuivre la conversation de la manière la plus naturelle possible. Le premier chatbot créé, ELIZA 1966, a été conçu par Joseph Weizenbaum (1923-2008), un informaticien germano-américain et professeur émérite d'informatique au M.I.T.

Les années 80 : la représentation de la connaissance (systèmes experts)

Mais malgré ces premières réussites, les budgets pour la recherche en IA ont été drastiquement restreints dans les années 70, à l'origine de ce qui a été appelé le « premier hiver de l'IA ». Par la suite, dans les années 80, les chercheurs et scientifiques se sont concentrés sur le développement des « systèmes experts ». Ce sont des logiciels capables de simuler le raisonnement ainsi que le comportement d'un expert humain effectuant une tâche précise à partir d'une base de connaissances exploitée via un « moteur d'inférence ». À cette époque, l'IA rencontrait peu à peu de nouveau un franc succès, notamment parce que le système expert se focalisait

---

[1] Partie de la science qui a pour objet les procédures de recherche et de découverte.

sur une tâche précise que le système simulait. Pour exemple, en 1974, le système expert MYCIN d'Edward H. Shortliffe, l'un des systèmes experts pionniers en médecine, était considéré comme très performant à cette époque. Il était capable de poser un diagnostic pour des pathologies sanguines et de proposer une prescription de médicaments en rapport.

Les années 2000, second âge d'or de l'IA : l'apprentissage automatique (machine learning)

À la fin des années 80, un nouvel « hiver de l'IA » fait suite au développement des systèmes experts. Puis, très rapidement et en parallèle des précédentes approches – les débuts datant de 1956 avec Arthur Samuel et son jeu de dames – l'approche de l'apprentissage a continué d'être investiguée. C'est exactement cette démarche qui a été poursuivie dans les années 2000 jusqu'à en arriver aux techniques développées aujourd'hui : l'apprentissage supervisé, l'apprentissage non supervisé et l'apprentissage par renforcement. À partir des années 2000, le développement des smartphones, technologies connectées ou autres appareils a abouti à la production massive de données, donnant naissance au concept de « big data ». Le développement de capacités de stockage importantes et la production des big data vont constituer les conditions favorables au développement du *machine learning qui* utilisera des quantités astronomiques de données produites de manière exponentielle afin de fournir des résultats plus performants qu'auparavant.

Dans le domaine de la santé, les moyens financiers attribués à l'IA se sont repartis de la manière suivante :

- la création du centre mondial de l'informatique en 1981 ;
- le lancement d'appels d'offres (nationaux et européens) dédiés à l'informatique médicale et à la robotique chirurgicale tout au long de la décennie 1990 ;
- la création des lignes Tecsan et Syscomp de l'ANR en 2000 (suivie malheureusement d'un blanchiment en 2012 de ces lignes bien identifiées et financées) ;
- la création des Instituts d'IA « Villani » au début des années 2020, avec une composante explicite en santé.

iii. Les techniques constituantes de l'IA

L'IA correspond à plusieurs techniques qui peuvent être utilisées pour construire les outils d'IA. Ces techniques, bien que n'étant pas indépendantes les unes des autres, peuvent être individualisées. Ces techniques sont en lien avec les deux grands courants de l'IA vus précédemment pour simuler l'intelligence humaine : l'IA symbolique et l'IA connexionniste qui s'appuie sur les données. Ainsi, classiquement, lorsque l'on parle d'IA, on distingue deux sous-groupes, en fonction de ce paramètre :

- *L'IA symbolique* (ou IA logique), qui s'appuie sur la possibilité d'automatiser un processus de déduction à partir de règles logiques. Elle est fondée sur la modélisation du raisonnement logique et sur la représentation et la manipulation de la connaissance par des symboles formels. Les systèmes experts, par exemple, ont recours à l'IA symbolique.
- *L'IA connexionniste* qui s'appuie sur le connexionnisme. Le connexionnisme modélise les phénomènes mentaux ou comportementaux comme des processus émergents de réseaux d'unités simples interconnectées. Ces unités de traitement sont en grand nombre mais très simples, et la puissance de calcul est surtout due à leurs interactions au sein du réseau. Le *deep learning* fait par essence partie de la catégorie de l'IA connexionniste. L'IA connexionniste a pour caractéristique de « faire émerger » la connaissance à partir de l'expérience. Cette expérience est représentée par les données.

Les paragraphes qui suivent détaillent les principales techniques pouvant utiliser une approche logique ou une approche connexionniste : les systèmes experts, le deep learning et le statistical learning.

- *Systèmes experts (approche logique)*

Un système expert est un logiciel capable de simuler le comportement d'un expert humain effectuant une tâche précise, en simulant notamment son raisonnement. Il est bien adapté aux situations dans lesquelles l'utilisateur du système a besoin d'une certaine forme d'explication du raisonnement. Un système expert exploite une base de connaissances à l'aide d'un « moteur d'inférence », mécanisme de raisonnement effectuant des déductions logiques. Le moteur d'inférence est en quelque sorte le cerveau du système expert. Il peut fonctionner suivant différents modes : chaînage avant, chaînage arrière, chaînage mixte (alliant les deux précédents), et s'appuie sur des outils mathématiques pour effectuer des déductions.

Dans un système expert, les connaissances sont la plupart du temps représentées sous la forme d'un ensemble de règles. La méthode de raisonnement est généralement soit logique, soit probabiliste. Un système expert se compose de trois éléments de base :

- *un moteur d'inférence,* qui fait correspondre les règles aux données pour en tirer ses conclusions ;
- *une base de connaissances*, qui contient les règles nécessaires à l'accomplissement de sa tâche ;
- *une mémoire de travail* dans laquelle les données et les conclusions peuvent être stockées.

L'une des règles d'inférence probabiliste les plus courantes utilisées dans les systèmes experts est le théorème de Bayes classique.

Aujourd'hui, certains systèmes experts peuvent être créés à partir de modèles générés depuis des données. Les représentations de la connaissance fondées sur des règles ne sont appropriées que pour des problèmes étroitement définis, comme par exemple le diagnostic de douleurs thoraciques. Il faut plus de temps pour résoudre un problème avec l'utilisation de ces systèmes. En effet, de façon générale, cela prend plus de temps de résoudre un problème depuis le début (approche logique) qu'il ne le faut pour simplement le reconnaître à partir d'une expérience antérieure (approche connexionniste). Il y a donc un mouvement aujourd'hui entre chercheurs pour construire des systèmes qui combinent les deux types de systèmes (système de règles et apprentissage). On appelle ces IA des « IA hybrides ». Elles vont fonctionner soit en guidant la machine apprenante afin de privilégier certains raisonnements, soit en empêchant que l'algorithme ne fasse de graves erreurs en circonscrivant son périmètre d'action.

- *Deep learning (approche connexionniste)*

Le deep learning fait partie des techniques d'apprentissage, ou encore de machine learning. C'est une technique qui utilise plusieurs couches de réseaux de neurones pour extraire progressivement des caractéristiques de niveau supérieur à partir de l'entrée brute. Chaque couche prend en entrée la sortie de la précédente et correspond à un niveau d'abstraction des données. Par exemple, dans le traitement d'images, les couches inférieures peuvent identifier les bords de l'image, tandis que les couches supérieures peuvent identifier les concepts pertinents pour un humain tels que les chiffres ou les lettres ou les visages.

Ces réseaux neuronaux artificiels ont été inspirés par le mode de traitement de l'information et les nœuds de communication identifiés dans les systèmes biologiques. Ils présentent cependant de nombreuses différences avec les cerveaux biologiques. Les réseaux neuronaux ont tendance à être statiques et symboliques, alors que le cerveau biologique des organismes vivants est généralement plastique et analogique.

Les connaissances associant les combinaisons d'observations et de diagnostics sont stockées dans les connexions du réseau. La force des connexions entre les différents nœuds est modélisée comme un poids sur cette connexion. Plus la connexion entre les nœuds est forte, plus le poids attribué est important. Ces poids en réseau sont obtenus par une période de formation (apprentissage). Un réseau brut est présenté avec des exemples de modèles de données qu'il est censé reconnaître, et les poids dans le réseau sont lentement ajustés jusqu'à ce qu'il atteigne le résultat souhaité.

Les architectures d'apprentissage profond telles que les réseaux neuronaux profonds, les réseaux neuronaux récurrents, les réseaux de croyance[1] profonds et les réseaux neuronaux convolutifs ont été appliquées à des domaines comme la reconnaissance vocale, le traitement du langage naturel, ou encore la conception de médicaments et l'analyse d'images médicales. Les résultats obtenus ont parfois dépassé les performances des experts humains. Ces

---

[1] Les réseaux de croyance, souvent appelés réseaux bayésiens, permettent de représenter d'une façon graphique les relations de probabilité entre différents événements.

techniques de deep learning semblent particulièrement performantes à ce jour dans les domaines de l'imagerie médicale et de l'analyse du langage. Néanmoins, si les réseaux neuronaux sont performants pour la reconnaissance des formes, leur capacité à expliquer leurs conclusions reste limitée.

- *Statistical learning*

La théorie du *statistical learning* est un cadre pour le *machine learning* (apprentissage). Elle s'inspire des domaines de la statistique et de l'analyse fonctionnelle. Elle traite du problème de la recherche d'une fonction prédictive en s'appuyant sur des données. Elle a conduit à des applications performantes dans des domaines tels que la vision par ordinateur, la reconnaissance vocale et la bio-informatique.

Les techniques de machine learning ont pour objectifs la compréhension et la prédiction. L'apprentissage se divise en plusieurs catégories, dont :

- *L'apprentissage supervisé* : les données d'entrée sont labellisées et segmentées, les données de sortie seront segmentées (classées) selon la segmentation de départ et les caractéristiques de ces données comparées à celles de chaque segment. L'hypothèse sous-jacente est que les données contiennent l'information nécessaire pour effectuer cette segmentation. Du point de vue de la théorie de l'apprentissage statistique, l'apprentissage supervisé est le mieux compris.

- *L'apprentissage non supervisé* : les données (d'entrée et de sortie) ne sont pas labellisées. À partir d'un jeu de données, la segmentation en groupes est effectuée par le programme, chaque groupe ayant des caractéristiques similaires.

- *L'apprentissage par renforcement* : à partir d'une observation et dans un environnement donné, l'algorithme réalise une action et est « récompensé » en fonction du résultat. Son choix va ainsi être intégré dans son raisonnement futur.

Les méthodes de statistical learning sont nombreuses et certaines d'entre elles ne sont pas considérées de façon unanime comme des techniques d'IA (ex : la régression logistique).

On pourra noter que, quand on parle d'IA, d'autres types de qualificatifs peuvent également lui être appliqués pour la catégoriser. C'est par exemple le cas de *l'IA faible et l'IA forte,* déjà évoquées plus haut. L'IA forte correspond à une machine capable non seulement de produire un comportement intelligent, mais aussi d'éprouver une impression d'une réelle conscience de soi, ou « des sentiments », et une compréhension de ses propres raisonnements. Un tel programme d'IA peut être capable d'acquérir de nouvelles informations et de modifier son propre fonctionnement, sans que cela soit forcément causé par des similitudes avec ce qu'il connaissait déjà ou a appris. L'IA faible est une sorte de simulation d'intelligence. Il s'agit d'une approche plus pragmatique qui tient plutôt de l'ingénierie où le système cherche à être autonome *via* notamment des algorithmes élaborés par l'homme (exemple du jeu d'échecs en ligne). En d'autres termes, la machine n'a pas conscience de ce qu'elle fait, elle imite un comportement intelligent dans un domaine précis. Actuellement, l'IA dont on parle est une IA faible. Aucune IA forte n'a encore vu le jour.

Ces derniers temps, avec l'avènement de chatGPT, on a pu beaucoup parler l'*IA générative*. La particularité des systèmes *d'IA générative* est d'être adossés à des modèles génératifs capables de produire de multiples résultats : génération de textes ou d'images à des fins diverses telles que les agents conversationnels (*chatbots*), l'aide à la décision, etc. Les systèmes d'IA générative combinent, à diverses phases, les trois techniques de l'apprentissage statistique : l'apprentissage non-supervisé, l'apprentissage supervisé et l'apprentissage par renforcement.

iv. Définitions de l'IA

Selon la source ou l'angle utilisé, on pourra trouver différentes définitions de l'IA, plus ou moins larges, et plus ou moins techniques. Une des plus complètes, relativement récente, a été proposée en 2019 par la commission européenne à la suite du travail d'un groupe d'experts indépendants de haut niveau qu'elle a réuni. Leur rapport se conclut par une définition de l'IA qui est la suivante : « Les systèmes d'Intelligence Artificielle (IA) sont des systèmes logiciels (et éventuellement aussi matériels) conçus par des humains qui, face à un objectif complexe, agissent dans la dimension physique ou numérique en percevant leur environnement par l'acquisition de données, en interprétant les données structurées ou non structurées recueillies, en raisonnant sur les connaissances ou en traitant les informations dérivées de ces données et en décidant de la ou des meilleures actions à entreprendre pour atteindre l'objectif donné. Les systèmes d'IA peuvent soit utiliser des règles symboliques, soit représenter sous forme numérique ce qu'ils vont apprendre au fil du temps (modèle numérique), et ils peuvent également adapter leur comportement en analysant comment l'environnement est affecté par leurs actions précédentes. En tant que discipline scientifique, l'IA comprend plusieurs approches et techniques, telles que l'apprentissage machine (dont l'apprentissage profond et l'apprentissage par renforcement sont des exemples spécifiques), le raisonnement machine (qui comprend la planification, l'ordonnancement, la représentation et le raisonnement des connaissances, la recherche et l'optimisation), et la robotique (qui comprend le contrôle, la perception, les capteurs et les actionneurs, ainsi que l'intégration de toutes les autres techniques dans les systèmes cyberphysiques) ».

Cette dernière définition a l'avantage d'avoir été élevée à un niveau européen, et donc en cela elle a été examinée par un groupe d'experts européens et elle est donc susceptible de faire consensus à une échelle supranationale. D'autre part, cette définition apporte beaucoup d'éléments de précision dans l'objectif de mieux identifier un outil qui relèverait de l'IA. Cependant, certains points d'ombre demeurent dans cette définition. En effet, la première difficulté est que cette définition s'avère relativement complexe, et donc difficilement compréhensible par tous (notamment par des patients). De plus, la définition proposée par ce groupe d'experts a la particularité de donner à voir l'IA comme un système autonome qui, bien que conçu au départ par des humains, est capable de prendre ses propres décisions. Ex : « *Les systèmes d'Intelligence Artificielle... agissent... en raisonnant sur les connaissances ou en traitant les informations dérivées de ces données et en décidant de la ou des meilleures actions à entreprendre pour atteindre l'objectif donné* ». Or, la capacité de décision, par exemple, peut aussi être vue comme un choix humain qui sera fait de laisser ou non cet outil décider *in fine*. En outre, la façon dont l'IA est évoquée dans cette définition insiste sur l'autonomie du système en le personnifiant, ce qui peut manquer de neutralité. Ex : « *Les systèmes d'IA peuvent soit utiliser des règles symboliques, soit apprendre un modèle numérique…* » Cette façon de définir l'IA présente donc le risque d'entretenir le mythe autour d'une IA indépendante de l'Homme. Enfin, cette définition englobe la robotique dans l'IA, quelle que soit la technique utilisée, ce qui, selon les interlocuteurs, ne met pas tout le monde d'accord.

Une définition consensuelle qui pourrait être comprise et reprise par tous semble donc encore manquer à ce jour. Pour cette raison, nous proposons dès à présent pour la suite de cet ouvrage de nous appuyer sur une définition de l'IA construite dans le cadre d'un travail de recherche de plus de 4 ans :

L'IA est un agent complexe qui se traduit sous la forme d'outils dotés d'un algorithme informatique. Elle analyse un contexte et s'adapte selon une technique d'apprentissage sur données et/ou de logique avec les objectifs de :

- aider à la décision et à la classification à l'aide de données contextuelles ;

- permettre d'effectuer un choix en contexte d'incertitude pour réaliser une tâche nécessitant un processus de réflexion complexe (qui nécessite une quantité de ressources importante).

Ses champs d'application sont larges (ex : reconnaissance de la parole, reconnaissance des formes) et peuvent varier d'une discipline à une autre.

Dans le champ de la santé, cet outil sera développé dans l'objectif d'apporter un bénéfice sensible dans les soins des patients, directement ou indirectement.

Cette définition a l'avantage d'être à la fois plus facile d'accès pour tous, de prendre en compte le champ de la santé mais aussi de ne pas personnaliser l'IA qui reste un outil. Ainsi, tout outil répondant à cette définition pourra être qualifié d'outil d'IA et sera donc concerné par les pages qui suivent.

2. L'IA et le monde des big data

Lorsque l'on parle de santé numérique, et plus particulièrement d'IA, la question des données de santé est au cœur de toutes les préoccupations. Sans ces données, la santé numérique n'existe pas, c'est pourquoi il nous faut à présent nous y attarder. En effet, comme évoqué plus haut, les IA connexionnistes s'appuient beaucoup sur les données et, en santé, sur des données de santé d'individus. Ces données de santé seront essentielles au bon fonctionnement d'une IA afin que l'IA puisse apprendre à partir d'elles et produire des résultats pour un patient donné. Les enjeux autour des données dans le développement de l'IA en santé sont donc massifs et c'est pourquoi il nous faut à présent en dire quelques mots pour mieux comprendre, par la suite, les enjeux éthiques pouvant en découler.

i. Les données sont des « traces » laissées par les individus

En sciences de l'information, les données sont des faits, autrement dit des observations ou des mesures du monde. Par exemple : "on est mardi" ou encore "la pression artérielle du patient est de 125/70 mmHg". Ces données ont donc, en ce sens, une prétention à l'objectivité. Selon Roger Bohn, professeur de technologie et de gestion des opérations à l'université de Californie, les données rendent compte du niveau mesuré d'une variable quelconque. La donnée serait alors la traduction la plus immédiate et la plus brute d'un fait. Elle ne serait pas le fait en lui-même, mais l'unité minimale d'observation qui permet de le caractériser. Si l'on sort de la conception des données selon la vision des sciences de l'information, celles-ci, lorsqu'elles sont produites par l'Homme, peuvent aussi être appréhendées comme des « traces » laissées par les individus au quotidien. Ces « traces-artefacts » sont produites par l'Homme et lui sont extérieures : dans ce cas, « la trace est exploitée pour sa valeur de représentation du monde et de support de l'énonciation »[1]. Néanmoins, ce type de données ou de traces

---

[1] Galinon-melenec B. L'homme trace - Perspectives anthropologiques des traces contemporaines. Paris : Cnrs ; 2011. 412 p

sont inscrites dans une matérialité propre à notre environnement extérieur et nous dotons donc ces données d'un sens particulier. Autrement dit, la donnée produite par l'individu n'est pas « objective », elle transporte avec elle tout le sens que nous lui attribuons.

Pour autant, à ce jour, on parlera de donnée pouvant être subjective (ex : « il est beau ») ou objective (ex : « cette table est verte ») ; quantitative (ex : une pression artérielle de 120/60 mm Hg) ou qualitative (ex : « la patiente est allergique à l'aspirine » ; mathématique ou économique, etc. Ainsi, la numérisation du monde commence avec la caractérisation du monde sensible en des séries de données du début de l'ère moderne à ce jour, qui connaît une son accélération de la création de ces données. On peut distinguer donnée, information et connaissance. En 1994, Roger Bohn affirmait que l'information consiste en des données organisées dans une structure et qui, placées dans un contexte, sont dotées de sens. De façon minimaliste, la connaissance correspond à la mise en relation d'un sujet avec un objet par le truchement d'une structure opératoire. Lorsque l'on élabore une théorie de la connaissance, on cherche à démontrer quels sont les mécanismes qui produisent du savoir, quels sont les présupposés théoriques et quelles sont les implications métaphysiques sous-jacentes. En sciences de l'information, l'information est obtenue par l'application des connaissances, générales mais aussi spécifiques à un objet, aux données. Ainsi, la donnée selon laquelle "la pression artérielle du patient est de 125/70 mmHg" fournit des informations si elle nous renseigne sur quelque chose de nouveau. Dans le contexte de la gestion de l'hypertension artérielle d'un patient, en utilisant nos connaissances générales de la médecine et nos connaissances spécifiques du patient, la donnée peut nous permettre de déduire que la pression artérielle du patient est maintenant sous contrôle.

Toujours en sciences de l'information, la connaissance définit les relations entre les données. La règle « si la pression artérielle d'un patient est supérieure à 135/95mmHg à trois différentes reprises alors le patient souffre d'hypertension » est un exemple de connaissance. Une telle connaissance est créée en identifiant des schémas récurrents dans les données, par exemple en s'appuyant sur les données de patients, collectées en grandes quantités. Les conclusions tirées sont relatives au fait que les événements se produisent généralement dans un certain ordre, ou bien qu'une action a généralement un effet spécifique. Grâce au processus des modèles d'abstraction, ces observations sont ensuite codifiées en règles générales sur le fonctionnement du monde. En plus d'apprendre ces « vérités » généralisées sur le monde, on peut aussi apprendre des connaissances spécifiques à une situation particulière. Dans le domaine de la santé, il est par exemple possible de créer une connaissance spécifique du patient en observant son état au fil du temps. En faisant abstraction de ce qui est observé à chaque instant, on peut arriver à des connaissances spécifiques sur un individu telles que « malgré son traitement antihypertenseurs, il n'y a pas eu de diminution de la pression artérielle au cours des deux derniers mois ».

ii. Les données de santé sont des données à caractère personnel

Certaines données, contrairement à d'autres, permettent de caractériser des individus. Ainsi, en droit, on appelle « donnée à caractère personnel » (DCP) « toute information se rapportant à une personne physique identifiée ou identifiable ». Une personne physique identifiable est une personne « qui peut être identifiée, directement ou indirectement, notamment par référence à un identifiant, tel qu'un nom, un numéro d'identification, des données de localisation, un identifiant en ligne, ou à un ou plusieurs éléments spécifiques propres à son identité physique, physiologique, génétique, psychique, économique, culturelle ou sociale » (art. 4.1 du Règlement Général sur la Protection des Données, ou RGPD). On pourra citer comme exemples de DCP : noms et prénoms ; adresse électronique ; adresse IP ; cookies. Les outils d'IA qui sont développés dans le champ de la santé, quelle que soit la technique employée, vont traiter des données, et plus précisément des DCP, sans quoi aucune conclusion personnalisée ne pourrait être proposée. Un traitement de DCP concerne « toute opération ou tout ensemble d'opérations effectuées ou non à l'aide de procédés automatisés et appliquées à des données ou des ensembles de DCP, tels que la collecte, l'enregistrement, l'organisation, la structuration, la conservation, l'adaptation ou la modification, l'extraction, la consultation, l'utilisation, la communication par transmission, la diffusion ou toute autre forme de mise à disposition, le rapprochement ou l'interconnexion, la limitation, l'effacement ou la destruction » (art. 4.2 du RGPD). Les données de santé sont des données à caractère personnel dites « sensibles ». Elles seront essentielles au bon fonctionnement d'une IA afin que l'IA puisse apprendre à partir d'elles et produire des résultats pour un patient donné. Pour cette raison, les données de santé à caractère personnel devront être de bonne qualité et leur utilisation devra être précautionneuse afin de ne pas divulguer la vie privée des individus. La définition juridique des DCP se retrouve dans le RGPD qui vise notamment à protéger l'individu contre une utilisation malveillante de ses DCP. La naissance du RGPD s'est faite progressivement, au cours de trois grandes étapes, avec pour objectifs de :

- garantir les droits des personnes vis-à-vis de leurs DCP ;
- mais aussi de favoriser la libre circulation de ces données au sein de l'Union européenne.

Pour que le RGPD s'applique à un traitement de données, il faut que le traitement réalisé concerne des données à caractère personnel, que le traitement soit automatisé ou non (fichier manuel).

Concernant plus spécifiquement les données de santé, le RGPD est le premier texte à en donner une définition juridique, qui n'existait pas réellement en France jusqu'alors. Selon la définition qu'en donne le RGPD (art. 4), les « données concernant la santé » sont « les données à caractère personnel relatives à la santé physique ou mentale d'une personne physique, y compris la prestation de services de soins de santé, qui révèlent des informations sur l'état de santé de cette personne ». Cette définition est donc très large.

Cela signifie donc que, selon les termes du RGPD, sont considérées comme des données de santé :

- « L'ensemble des données se rapportant à l'état de santé d'une personne concernée qui révèlent des informations sur l'état de santé physique ou mentale passé, présent ou futur de la personne concernée ».

- « Un numéro, un symbole ou un élément spécifique attribué à une personne physique pour l'identifier de manière unique à des fins de santé ».

- « Des informations obtenues lors du test ou de l'examen d'une partie du corps ou d'une substance corporelle ».

- « Toute information concernant, par exemple, une maladie, un handicap, un risque de maladie, les antécédents médicaux, un traitement clinique ou l'état physiologique ou biomédical de la personne concernée, indépendamment de sa source ».

Mais la donnée de santé ne se définit par seulement selon sa nature. En effet, la Commission Nationale d'Informatique et des Libertés[1] (CNIL) reprend la définition du RGPD pour définir une donnée de santé. La CNIL estime que trois catégories de DCP peuvent entrer dans cette définition, à savoir, des données de santé :

1. *par nature*. Ex : un diagnostic médical comme une polyarthrite rhumatoïde ou un lupus.

2. *par croisement*. Ex : le nombre de pas effectués chaque jour par un individu et qui serait enregistré par son smartphone ne constitue pas une donnée de santé. Néanmoins, si l'on croise cette donnée de santé avec l'apport calorique journalier de la personne et ses antécédents cardiovasculaires, le nombre de pas journalier devient une donnée de santé car elle permet d'en déduire des informations sur l'état de santé de la personne, voire même de faire des prévisions sur son état de santé futur. En pratique, c'est par exemple le cas concernant certaines données (comme le nombre de pas ou le poids) intégrées à Mon espace santé *via* des applications référencées par l'État pouvant être rattachées à cet espace numérique.

3. *par destination*. Cela concerne les données qui n'ont initialement pas été recueillies pour en tirer des conclusions sur l'état de santé de la personne mais vont être réutilisées avec cet objectif. Ex : le poids d'un individu qui aura été pesé avant un combat de boxe (par convention) et qui sera réutilisé par la personne si elle est hospitalisée et qu'on lui demande son poids pour adapter le traitement que l'on va lui donner.

---

[1] Créée par la loi Informatique et Libertés du 6 janvier 1978, la CNIL est chargée de veiller à la protection des données personnelles contenues dans les fichiers et traitements informatiques ou papiers, aussi bien publics que privés.

Lors de la mise en œuvre d'un traitement de DCP, qu'elles soient sensibles ou non, il est nécessaire de respecter à la fois les 6 grands principes du RGPD :

1. *Le principe de transparence.* Ce principe concerne l'obligation d'informer de façon claire les personnes concernées sur le traitement de données.

2. *Le principe de finalité* qui consiste à ne pas traiter des données sans un but précis et prédéterminé. Ce but ne devra pas être modifié.

3. *Le principe de minimisation des données* qui impose que les données traitées soient « adéquates, pertinentes et limitées à ce qui est nécessaire au regard des finalités pour lesquelles elles sont traitées ».

4. *Le principe d'exactitude* qui pose que les données à caractère personnel doivent être « exactes et, si nécessaire, tenues à jour ».

5. *Le principe d'intégrité et de confidentialité des données selon lequel les données à caractère personnel* sont traitées de façon à garantir une sécurité appropriée.

6. *Le principe de responsabilité (accountability),* qui est un principe nouveau instauré par le RGPD. Il désigne l'obligation pour les entreprises de mettre en œuvre des mécanismes et des procédures internes permettant de démontrer le respect des règles relatives à la protection des données.

Arrêtons-nous ici quelques instants pour une petite parenthèse qui pourrait être surprenante. Bien que les DCP concernent des individus, les individus ne sont pas propriétaires des données qui les concernent. Par exemple, le fait que Monsieur A. soit atteint de diabète est une donnée de santé qui le concerne mais cette donnée ne lui appartient pas : elle n'appartient à personne car il n'existe pas d'appartenance des DCP dans la loi. En revanche, il existe des droits des individus pour protéger les données qui les concernent et qui sont également posés dans le RGPD tels que le droit de s'opposer au traitement des données qui nous concernent, le droit d'avoir accès à ces données, le droit de rectifier des données nous concernant, le droit à l'oubli, le droit de ne pas faire l'objet d'une décision individuelle automatisée, y compris de profilage, etc.

3. Grands enjeux éthiques du développement de l'IA dans le domaine de la santé

i. Enjeux éthiques spécifiquement liés aux principes du RGPD

Les données de santé sont des données qui, du fait de leur statut de données « sensibles », posent des questions particulières lors de leur collecte et de leur utilisation par des outils d'IA, jusqu'à parfois pouvoir entrer en conflit avec certains des principes énoncés ci-dessus.

Le big data est le plus souvent caractérisé par ce que l'on nomme « les 3 V » :

- **V**olume : La quantité de données générées chaque jour est immense. Chaque seconde, 1,7 megabyte de données a été créé par personne en 2020. De plus, il est prévu que le volume de données produit dans le monde passe de 33 zettaoctets[1] (zo) en 2018 à 175 zo en 2025. Le volume des données récoltées est amplifié par le phénomène d'extimité, autrement dit la tendance à vouloir tourner sa vie vers l'extérieur, au regard d'autrui (à la différence du concept d'intimité).

- **V**ariété : La démultiplication des outils de collecte des données fait que les données collectées sont de nature et de qualité très différentes, et sont donc pour cela très variées.

- **V**élocité : elle correspond à la grande fréquence à laquelle les données sont à la fois générées, capturées, partagées et mises à jour.

À ces trois caractéristiques des big data, certains ajoutent également les termes de **V**aleur et de **V**alidité nécessaires des données.

De plus en plus d'acteurs collectent des données en grande quantité sans véritable objectif mais avec l'idée qu'elles leur seront utiles par la suite. Ces données, collectées sans objectif précis, feront alors l'objet d'une « fouille », appelée aussi « data mining » afin d'établir des liens entre données et de produire de la connaissance. Avec le concept de « data mining », un nouveau paradigme est introduit dans la façon de faire de la recherche en santé. Auparavant, dans le modèle de recherche classique, les cliniciens (ex : médecins)

[1] Un zettaoctet représente un billion de gigaoctets

constataient des similitudes dans leurs pratiques cliniques à partir desquelles ils formulaient une hypothèse de recherche. Par exemple, les cliniciens constataient que les patients âgés et fumeurs avaient tendance à développer plus de cancers du poumon et ils formulaient donc l'hypothèse selon laquelle le tabac et l'âge étaient des facteurs de risque du cancer du poumon. Pour valider cette hypothèse, les chercheurs cliniciens concevaient alors un modèle statistique et collectaient ensuite les données strictement nécessaires chez les patients participant à leur recherche afin de valider leur hypothèse ou de l'infirmer. Or, à présent, avec le concept de data mining, la constatation clinique ainsi que la formulation d'hypothèses de recherche tendent davantage à disparaître. Les modèles statistiques sont directement conçus et testés en utilisant les variables de ces grandes bases de données afin de rechercher des liens statistiques significatifs sans besoin de considération clinique préalable. Pour Jeff Skopek, professeur de droit à l'Université de Cambridge, ce nouveau procédé ne relève pas davantage que l'ancien d'une violation de la vie privée : « l'exploration de données génère souvent des connaissances sur les gens par le processus d'inférence plutôt que par l'observation ou l'accès direct, et il existe des raisons à la fois juridiques et normatives pour rejeter l'idée que les inférences peuvent violer la vie privée ». Cependant, et malgré les avis contradictoires sur le sujet, il n'en reste pas moins que, au regard des principes généraux énoncés par le RGPD, le data mining entre en contradiction avec l'esprit même du règlement précédemment exposé en s'opposant :

- au principe de finalité du traitement qui n'est pas respecté ;
- au principe de minimisation des données ;
- à la question de l'information et du consentement de la personne concernée en fonction du type de données récoltées.

Une seconde difficulté soulevée lors du traitement des données de santé concerne l'anonymisation de ces données. Les données anonymisées ne sont pas concernées par le RGPD puisque ce dernier concerne les DCP. Une fois anonymisées, les données ne peuvent plus être reliées à une personne et ne présentent *a priori* plus de risque pour la personne concernée. Or, dès lors que l'on récolte plusieurs types de données, l'anonymat de ces données s'efface, sauf avec des degrés élevés d'agrégation[1], souvent très difficiles à obtenir. C'est pourquoi la CNIL préfère aujourd'hui que l'on parle de données « pseudonymisées ». La pseudonymisation est un traitement de données personnelles réalisé de manière à ce qu'on ne puisse plus attribuer les données relatives à une personne physique sans avoir recours à des informations supplémentaires. En pratique la pseudonymisation consiste à remplacer les données directement identifiantes (nom, prénom, etc.) d'un jeu de données par des données indirectement identifiantes (alias, numéro dans un classement, etc.). La CNIL considère ainsi à ce jour qu'une anonymisation de plusieurs types de données se rattachant à un même individu est impossible en pratique, et cela même si les données ne contiennent aucune information directement identifiante telle que le nom ou le numéro de sécurité sociale. En effet, les techniques évoluant sans cesse, on ne peut garantir l'anonymat des données.

Un troisième point de vigilance relatif aux données de santé concerne la collecte de ces données de santé au niveau national dans un objectif d'intérêt public. Il s'est en effet développé ces dernières années un mouvement qualifié d'« open data » avec une logique d'ouverture des données publiques pour les mettre à disposition de la société civile. Ce mouvement est mondial et est soumis à la condition que les données mises à disposition soient anonymisées. En France, la loi du 7 octobre 2016, dite loi Lemaire, a intégré cette notion d'open data en :

- créant un service public de la donnée ;
- créant un portail pour consulter librement, sur data.gouv.fr, certaines données (logement et urbanisme, santé, emploi, énergie, élections, etc.).

Ces données sont qualifiées alors de « données d'intérêt général » ou « bien commun ». S'est alors posée la question de savoir si l'open data pouvait concerner les données de santé. En 2016, la ministre de la Santé, Marisol Touraine, s'y était alors opposée considérant qu'il pourrait y avoir atteinte à la vie privée et violation

[1] Correspond à la compilation d'informations à partir de bases de données dans le but de préparer des ensembles de données combinés pour le traitement des données. Il s'agit d'une méthode d'anonymisation des DCP

du secret médical. Par la suite, la loi Touraine du 26 janvier 2016 a pourtant mis en place l'open data en santé et a instauré la création du Système National des Données de Santé (SNDS). L'objectif du SNDS était d'ouvrir l'accès aux données de santé collectées par les personnes publiques afin d'utiliser au mieux leur potentiel dans l'intérêt de la collectivité. Pami ces données, on compte celles du SNIIRAM[1], du PMSI[2], du CépiDC[3], des données médico-sociales du système d'information des maisons départementales des personnes handicapées (MDPH-CNSA), ainsi qu'un échantillon de données en provenance des organismes complémentaires. Le principe d'ouverture par défaut de toutes les données de santé sans risque de réidentification avec une mise à disposition gratuite a alors été posé. S'il existe un risque de réidentification (par croisement de données le plus souvent), alors l'accès à la base doit être demandé.

Le SNDS constitue ce que l'on appelle un entrepôt de données de santé (EDS), c'est-à-dire une base de données destinée à être utilisée notamment à des fins de recherches, d'études ou d'évaluations dans le domaine de la santé et qui nécessite une autorisation préalable par la CNIL. C'est un des moyens visant à atteindre les objectifs fixés par le RGPD : favoriser la circulation des données tout en protégeant les droits des personnes. Le 24 juillet 2019, la loi n° 2019-774 du 24 juillet 2019 relative à l'organisation et à la transformation du système de santé dont le titre III (« Développer l'ambition numérique en santé ») a donné une base légale à la création d'un EDS constitué à partir des données issues du SNDS mais s'étendant également aux données cliniques. Ces EDS sont gérés par la Plateforme des données de santé[4], ou « Health Data Hub »[5]. Avec cette loi, de nouvelles bases de données ont été ajoutées au SNDS :

---

[1] Système National d'Information Inter-Régimes de l'Assurance Maladie

[2] Programme de Médicalisation des Systèmes d'Information, qui recueille des données pour l'ensemble des hospitalisations ayant lieu sur le territoire français)

[3] Centre d'épidémiologie des causes de DéCès Les traumatismes, qui regroupent tous les types d'accidents, les homicides, les suicides et les traumatismes d'intention indéterminée

[4] Créée par arrêté du 29 novembre 2019 pour faciliter le partage des données de santé, issues de sources très variées afin de favoriser la recherche

[5] S'il est prévu depuis 2019 que le Health data hub prenne le relai de la Caisse Nationale d'Assurance Maladie pour la mise à disposition des données du

- les données produites par les professionnels de santé à l'occasion des activités de soins et de prévention ;
- les données relatives à la perte d'autonomie ;
- les données des enquêtes dans le domaine de la santé quand elles sont appariées avec les bases précédentes ;
- les données des visites médicales et de dépistages obligatoires ;
- les données des services de protection maternelle et infantile ;
- les données de santé recueillies lors des visites d'information et de prévention prévues par le Code du travail.

Ainsi, même si en théorie les principes du RGPD énoncés ci-dessus sont respectés, on entrevoit de premiers enjeux éthiques naissant de la tension entre désir de développer l'IA de façon performante et protection des personnes et de leurs DCP. Par glissement, selon l'évolution des pratiques et des données mises à disposition, ces principes pourraient être rapidement outrepassés, sans même s'en rendre compte. Mais les enjeux éthiques du développement de l'IA ne se restreignent pas à des risques de négliger les principes énoncés dans le RGPD. Ils sont beaucoup plus larges. On pourra les regrouper sous le terme de « Data ethics ».

ii. Qu'est-ce que la « Data ethics » ?

Selon un groupe d'auteur de 2016, les enjeux éthiques liés aux données de santé concernent tout ce qui est relatif à l'étude et évaluation de « problèmes moraux » relatifs aux données depuis les « data » (production, enregistrement, dissémination, partage, utilisation, consentement…), en passant par les algorithmes (transparence, confiance…), et jusqu'à leur utilisation dans la pratique (programmation, hacking, responsabilité…) dans l'objectif de fournir des solutions (moralement) appropriées. C'est ce qu'ils ont appelé, dans

---

SNDS, cette transition n'a toujours pas été opérée en raison du blocage du transfert des données de la base principale du SNDS, lié au choix de la solution logicielle Azure de Microsoft pour la plateforme technologique du Health data hub qui fait débat

leur article, la « data ethics »[1]. Ces différents enjeux éthiques sont détaillés dans les lignes qui suivent.

Risques de discrimination

Les enjeux éthiques liés à l'utilisation des données massives ne sont pas propres aux données de santé, mais concernent toutes les DCP. Un des enjeux éthiques de l'IA consiste à utiliser des données jugées de bonne qualité, c'est-à-dire facilement exploitables, voire annotées, mais aussi représentatives de la population qui est ciblée au risque de générer des biais. Avec l'IA, le risque de biais qui se glisseraient lors de la constitution ou de l'utilisation de bases de données est majeur. Ces données ne seraient alors pas représentatives de la population pour laquelle l'outil d'IA doit donner un résultat, ce qui fausserait les résultats. Dans un autre secteur que celui de la santé, Amazon a par exemple dû retirer son algorithme de sélection de *curriculum vitae* qui discriminait les femmes car dans la base de données sur laquelle l'algorithme avait appris, seuls des hommes avaient de hautes fonctions. Cet algorithme avait appris sur des données historiques, lorsque peu de femmes étaient au pouvoir. Ce cas est donc une illustration, largement décrite, du renforcement d'un *statu quo* indésirable par l'IA. Autre exemple dans le secteur de la santé, un algorithme d'IA a été conçu aux États-Unis pour savoir quelles personnes devaient être les plus soutenues dans leur accès aux soins. *A priori*, les populations noires sont plus malades que les populations blanches et devraient donc davantage profiter de l'accès aux soins. Ce n'est pourtant pas ce qu'a prédit l'algorithme. Cela s'explique par le fait que ce dernier a utilisé comme marqueur de la santé de l'individu le coût lié aux soins. Or, aux États-Unis, les populations noires et blanches ne bénéficient pas du même accès aux soins : les populations blanches ont davantage accès aux soins que les populations noires, et coûtent donc plus cher. L'algorithme est alors parti du principe que les populations blanches étaient plus souvent en mauvaise santé et a alors discriminé les populations noires par rapport aux blanches en établissant qu'elles avaient moins besoin d'avoir accès aux soins puisqu'elles coûtaient

[1] Floridi Luciano, Taddeo Mariarosaria. What is data ethics? Philosophical Transactions of the Royal Society A: Mathematical, Physical and Engineering Sciences. 2016 Dec 28 ; 374(2083) : 20 160 360

moins cher. Après avoir rétabli ce biais, le pourcentage de population noire qui devrait être aidé dans l'accès aux soins est passé de 17 % à 46 %. Le biais est dû au fait que l'algorithme prédit les coûts des soins de santé plutôt que la maladie, or moins d'argent est dépensé à soigner les patients noirs par rapport aux patients blancs. Ainsi, si les données prises en compte ne sont pas de qualité, d'importants biais peuvent se produire.

Crédibilité donnée à l'IA

Pour des auteurs comme Antoinette Rouvroy[1] et Tomas Berns[2], avec des techniques d'IA où l'essentiel des conclusions reposerait sur des données, ce seraient donc les données qui construiraient, en quelque sorte, ce qui s'apparenterait au réel et à partir duquel les humains (médecins, responsables d'État, etc.) gouverneraient. C'est ce que ces auteurs ont appelé « la gouvernementalité algorithmique ». La gouvernementalité algorithmique ne s'intéresse ni au sujet ni aux individus, seules comptent les relations entre les données qui ne sont que des fragments infra-individuels. Or, avec la mise en place d'un tel schéma, que certains appellent l'avènement du big data, la qualité des données tend à être remplacée par leur quantité, source de biais. L'un des risques de l'IA serait alors qu'elle pourrait raisonner à partir de principes de gouvernance basés sur une vision du monde biaisée. Ce constat soulève un enjeu éthique important, et qui ne concerne pas spécifiquement le champ de la santé, en fonction de la crédibilité que nous attribuerons à ces outils d'IA : l'Homme a doté les systèmes computationnels comme l'IA d'une nouvelle vocation qui serait celle d'énoncer des vérités et donc « de proférer du *logos* » (savoir), ce qui peut s'avérer véritablement problématique si la qualité des données n'est pas suffisante et que nous donnons trop de crédibilité aux résultats produits par les outils d'IA. Ce dernier point fait écho aux récents constats faits avec les IA génératives puisque ces dernières fonctionnent uniquement avec des représentations numériques, sans appréhender la signification des mots pour

---

[1] Philosophe juridique, chercheuse au Fonds de la recherche scientifique (FRS-FNRS) à Namur, en Belgique, rattachée au Centre de recherche en information, droit et société (CRIDS)

[2] Professeur de philosophie. Président du Département de Philosophie, Éthique, Sciences des Religions et de la Laïcité

les êtres humains. Par conséquent, ces systèmes peuvent produire des sorties (outputs ou résultats) erronées ou des phrases qui énoncent des faits n'existant pas dans le monde réel. Cela pose donc d'autant plus question de la vérité énoncée par ces systèmes. Le manque d'évaluation de la valeur de vérité des énoncés par les systèmes d'IA générative peut mener à la production de désinformation qui nous amène à d'autres enjeux, ceux de la responsabilité, en particulier des concepteurs, ainsi qu'à notre rapport à l'éthique de la vérité.

Responsabilité

La question de la responsabilité est considérée comme un autre enjeu important dans le développement de l'IA. En effet, qu'adviendrait-il plus précisément si demain un outil d'IA utilisé par un médecin pour prendre en charge son patient se trompait et que les conséquences en résultant étaient un dommage pour son patient ? Qui serait le responsable et qui porterait le poids du dommage constaté ? Le professionnel de santé qui a utilisé l'outil ? L'industriel qui l'a construit ? Le patient qui a mal communiqué ses données ? Cette question se complique d'autant plus lorsque l'on considère un outil d'IA fonctionnant grâce à la technique du deep learning, un réseau de neurones apprenant à partir de données de santé et qui proposerait une solution qui ne serait pas directement explicable pour le professionnel de santé utilisant l'outil. Dans ce cas qui sera responsable si le professionnel de santé suit la recommandation de l'outil et se trompe ? Ou bien, autre situation, que se passera-t-il si le professionnel de santé ne suit pas les recommandations de son outil d'IA alors qu'il aurait dû et qu'en résulte une perte de chance pour son patient ? Cette question peut en particulier se poser avec les IA génératives qui sont sources de « comportements émergents ». Ce terme fait référence à la manière dont certains grands modèles produisent des résultats inattendus ou surprenants et difficilement prédictibles pour leurs utilisateurs, mais aussi pour leurs concepteurs, lorsqu'ils sont confrontés à des requêtes ambigües ou complexes. Pour un enseignant de l'université de droit du Michigan, W. Nicholson Price II, cette question de la responsabilité pourrait même freiner l'innovation médicale si la façon la plus "sûre" d'utiliser l'IA, du point de vue de la responsabilité, est d'en faire un outil de confirmation des décisions médicales plutôt qu'une source de propositions pour améliorer les soins. En 2016, la Commission des Affaires Juridiques a engagé une réflexion autour du statut des robots et a proposé de leur attribuer le qualificatif de « personnes électroniques », en faisant ainsi des personnalités juridiques pouvant, de fait, être responsables. Puis, dans un avis publié le 31 mai 2017, le Conseil Économique Social et Européen (CESE) s'y est opposé, préférant plutôt une approche avec un humain aux commandes de l'IA, dans laquelle « les machines restent des machines que les hommes ne cessent jamais de contrôler ». La responsabilité morale pose aussi question, dans le cas de l'IA, de ce qui a pu être appelé dans la littérature « The problem of many hands ». Ce problème renvoie à la difficulté d'attribuer une responsabilité morale lorsque la cause d'un préjudice est répartie entre plusieurs personnes, voire organisations, d'une manière qui obscurcit l'attribution des responsabilités. Les acteurs peuvent alors jouer de cet argument des « many hands » pour tenter de passer au travers de leur responsabilité personnelle pour un acte répréhensible. Du fait de cette crainte d'une difficulté à clairement identifier les responsabilités si un tel cas venait à se produire, il a déjà été évoqué la possibilité de créer un fonds d'indemnisation pour les patients qui seraient victimes de tels accidents. Néanmoins, pour l'instant, cette idée est restée à l'état de proposition.

Confiance dans l'IA

Le fait même que l'IA promette de créer du savoir que nous ne possédons pas nous interroge sur notre responsabilité en tant qu'humains limités par les capacités propres à notre nature. L'IA nous invite à nous appuyer sur notre confiance en cette nouvelle technologie si nous ne sommes pas capables de la comprendre. Or, dans le cas des IA génératives qui maîtrisent le langage humain par exemple, nous aurons tendance à plus facilement projeter des traits humains ou qualités morales sur la machine, ce qui nécessitera un entraînement particulier pour se soustraire à cette projection. Pour Ulrich Beck, sociologue allemand, les nouvelles technologies nous invitent précisément à la confiance, et donc à nous décharger de notre responsabilité. Beck écrit en 1986, à la suite de la catastrophe de Tchernobyl. L'analyse qu'il mène dans ce contexte n'est en réalité pas très différente de celle du développement de l'IA puisque Beck se questionne sur les conséquences dans la société de cette défaillance de la technologie en qui la population avait toute confiance et dans laquelle les autorités les avaient amenés à placer toute leur confiance. Les outils d'IA peuvent également amener à se poser ce type de question. Et si, demain, un outil d'IA était défaillant et entraînait la mort de centaines, voire de milliers, d'individus ? Pour Beck, insister sur le progrès a toujours permis de se décharger de ses responsabilités. Néanmoins, lorsque le progrès nous fait défaut et qu'une catastrophe survient, la société contemporaine (appelée aussi « société du risque » dans son livre) devient alors un lieu de méfiance généralisée car les promesses de cette technologie n'ont pas été tenues.

En outre, lorsque l'on parle de confiance dans l'IA, un enjeu attenant et complémentaire à celui de la confiance que nous venons de décrire est celui d'une *confiance raisonnée*. En effet, du fait des possibles biais induits par l'IA, l'Homme doit par ailleurs garder une confiance raisonnée en l'IA, qui peut se tromper, et donc conserver son esprit critique au regard des conclusions que l'IA lui rendra. De même, un risque existe de rejet de ces outils par les patients selon comment ces outils leur seront présentés.

Justice sociale (équité)

Un autre enjeu éthique d'importance concerne la question de la justice sociale. Le concept de justice sociale doit beaucoup à John Rawls, l'un des philosophes politiques américains du XXe siècle les plus étudiés. Selon John Rawls, les conceptions de la justice sont multiples et difficilement réconciliables mais elles participent à un même concept de la justice. Le concept de justice, qui est la forme commune aux différentes conceptions de la justice, s'entend comme « l'absence de distinction arbitraire entre les personnes dans la fixation des droits et des devoirs de base ». Cette forme de justice consiste en une absence de discrimination individuelle dans la mise en œuvre des principes. Il s'agit de la « fairness » ou équité (*équité dans le sens d'égalité de traitement pour tous*), l'auteur parle alors de « justice as fairness ». Pour s'affranchir des intérêts des différentes classes et créer une société théorique juste, Rawls propose une position originelle des individus qui la composent. Les citoyens doivent alors se mettre d'accord autour de principes de Justice qui vont définir comment les ressources seront distribuées dans leur société. C'est sur les biens sociaux primaires, valorisés par tous, que porterait le principe de justice (ex : libertés politiques, libertés civiles, ressources économiques, base sociale de l'estime de soi, etc.). Pour une délibération équitable, ces citoyens doivent ignorer :

- leur position sociale ;
- leurs talents ;
- leur conception du bien.

Pour Rawls, dans cette situation originelle, les contractants se mettraient d'accord sur deux principes :

1. Principe d'égale liberté (distribution des libertés). Chaque individu doit avoir la plus grande liberté possible tant que son voisin a la même.

2. Principe de différence (distribution des ressources économiques). Les partenaires accepteraient un certain degré d'inégalité socio-économique, avec 2 conditions :

a. que ces inégalités renvoient à des positions sociales ouvertes à tous ;

b. que ces inégalités soient à l'avantage des plus mal lotis. Même les plus pauvres peuvent donc avoir intérêt à un peu d'inégalité pour permettre une incitation sur le plan économique.

Ces deux principes sont hiérarchisés : le second ne s'appliquera que si le premier est déjà appliqué. Avec sa théorie de la justice comme équité, Rawls s'oppose à l'utilitarisme[1] qu'il considère comme la tradition dominante dans le monde anglo-américain en 1971. Pour lui, cette notion utilitariste ne permet pas de penser la notion de droit individuel. Certains individus peuvent donc être sacrifiés pour le bien-être collectif. Or, le développement de l'IA en santé, soulève l'enjeu de la persistance d'une justice sociale telle qu'elle existe aujourd'hui dans notre société. Le risque est la

---

[1] Courant de pensée qui se développe surtout au XIXe siècle, en Angleterre, sous l'impulsion de J. Bentham, de J.S. Mill et de H. Sigwick. La société idéale doit maximiser le bien-être. Le bien-être peut être mesuré par le niveau d'utilité de l'individu. Le bien-être global de la société équivaut à la somme des niveaux d'utilité de chaque individu qui compose la société. Le bon gouvernement doit maximiser le bien-être collectif/total

création d'une médecine à deux vitesses entre des patients qui auraient recours à des outils d'IA (parce qu'ils n'en ont pas peur, qu'ils sont familiers avec, qu'ils ont accès aux technologies pour ce qui concerne les applications de santé, etc.) et ceux qui ne les utiliseraient pas. Qui aura donc accès à ces outils d'IA ?

Ce concept de « justice as fairness », et donc d'« absence de distinction arbitraire entre les personnes dans la fixation des droits et des devoirs de base » pose également la question de la responsabilité individuelle des individus qui développeraient une pathologie qu'ils auraient peut-être pu éviter par une meilleure hygiène de vie. En 1981, Ronald Dworkin, philosophe américain spécialisé en philosophie du droit, publie un article en deux parties pour défendre l'égalité des ressources et va poser la question de la responsabilité individuelle. Il différencie la « brute lock », malchance pure, de l'« option lock », malchance probabiliste qui s'enracine dans des choix faits par les individus. Selon Dworkin, dans une société égalitaire, on compensera les individus victimes de brute lock mais pas d'option lock (car ils ont pris un risque). Pour poursuivre dans la théorie de Dworkin, J. Roemer publiera en 1993 un article s'intéressant au remboursement des frais de santé dans le cancer du poumon. Il va imaginer un système de remboursement en fonction du tabagisme des individus, les individus ayant fumé durant leur vie étant moins en droit de voir la société payer pour eux que les autres. Il mettra donc en avant l'idée que la responsabilité est le socle en matière de distribution et de redistribution. Aujourd'hui encore se pose la question de la responsabilité individuelle et des discriminations qui pourraient être opérées en fonction des comportements des individus et de leur risque de développer une pathologie. L'IA pourrait être, en ce sens, un moyen de mieux connaître les habitudes de vie des patients et de les pénaliser si certains n'ont pas observé une hygiène de vie exemplaire, alors qu'ils le pouvaient, pour éviter la pathologie qu'ils développent et pour laquelle la société doit payer. On retrouve les prémices de cette logique par exemple, en 2014, alors qu'Axa s'était alliée à la startup Withings, depuis rachetée par Nokia Health, pour proposer un bracelet connecté à ses assurés. L'assureur offrait entre autres des chèques-cadeaux si l'assuré effectuait 7000 pas par jour. Or, ce genre d'initiative pourrait peut-être un jour évoluer vers un malus pour certains individus ne respectant pas les « bons » comportements à adopter pour leur santé. Aujourd'hui encore, l'application WeWard propose aux individus, en fonction du nombre de pas qu'ils auront effectué, de recevoir de l'argent, des cadeaux ou encore de faire un don auprès d'associations. Cette initiative n'est pas en lien avec des assurances et ne propose pas de malus, mais à l'avenir, selon les partenariats qui seront créés, on pourrait imaginer qu'une IA serait en mesure de traiter des données issues d'applications et d'attribuer un risque de développer une pathologie à un individu, moyennant un changement de comportement avec une pénalisation s'il ne le faisait pas.

Respect de la vie privée

Un des objectifs recherchés avec le RGPD est le respect de la vie privée des individus par la protection de leurs DCP. Cet autre enjeu éthique est en partie lié aux préoccupations de sécurité des systèmes informatiques qui sont sans cesse soumis à des cyberattaques. Cet enjeu de la vie privée des individus voit s'opposer à ses extrémités les partisans de la protection des données de santé à n'importe quel prix aux partisans de la recherche et du progrès. Ces derniers voient dans les données de santé le moyen d'agir plus vite et mieux dans l'intérêt du patient et pensent donc que, face à cet intérêt collectif, on ne devrait pas pouvoir opposer la volonté individuelle de la personne de partager ses données. Si, à ce jour, la tendance sociétale semble pencher vers la protection des données, avec la mise en place notamment du RGPD, pour la protection des données et leur libre circulation, un enjeu sociétal important consiste à trouver le juste milieu entre protection des données de santé et utilisation pour le bien de la collectivité. La mise en place de mesures de respect de la vie privée apparaît comme un élément pouvant faciliter la confiance des individus afin qu'ils soient moins réticents et inquiets à l'utilisation de leurs données personnelles par de tels outils. La crainte peut d'autant plus se justifier que, comme évoqué plus haut, il est possible de remonter à un individu par le croisement de plusieurs types de données.

Appliqué à la santé, le non-respect de la vie privée du patient pourrait se matérialiser sous la forme de la mise à mal du secret médical, qui volerait en éclat si les données de santé venaient à être divulguées. Que vaut alors le secret médical quand le colloque singulier ne concerne plus deux individus (le médecin et le patient) mais une multitude d'acteurs (le médecin, l'équipe de soin, le data scientist, voire la société selon si des données de santé sont rendues publiques par le patient) ?

Information et consentement des patients

Un autre enjeu éthique de l'utilisation de l'IA dans les soins est celui de l'information et du consentement des patients. Comment consentir à un soin de façon véritablement éclairée lorsque les technologies sont toujours plus complexes ? Le concept même de données de santé et de leur utilisation par le médecin par l'intermédiaire d'un outil d'IA est-il aisément compréhensible par le patient ? De plus, le médecin est-il lui-même en mesure d'informer son patient de manière compréhensible et claire si lui-même comprend mal son mode de fonctionnement ? Le patient doit-il être tenu au courant de la technique utilisée qui pourrait faire que, selon que l'outil d'IA embarque un réseau de neurones ou un système expert, le médecin sera plus ou moins en mesure de lui expliquer le choix de la machine ? Comme évoqué un peu plus haut, un outil d'IA qui utilisera des données prend part à ce qu'Antoinette de Rouvroy appelle « la gouvernementalité algorithmique » qui ne se focalise pas sur les individus mais sur les relations entre données. De fait, quelle sera l'implication du patient par rapport à ses données et quels efforts seront faits pour favoriser cette implication ? Les liens entre les patients et leurs données à caractère personnel n'étant pas forcément évidents, il y a un risque que l'implication du patient soit minimisée par les professionnels de santé et donc son consentement avec. Le danger serait le retour à un paternalisme médical, avec un patient passif face aux soins qui lui sont proposés. Comment alors penser l'information du patient pour un consentement éclairé ? D'autre part, la façon dont l'information des patients sera faite vis-à-vis de l'utilisation de ces outils paraît essentielle pour leur acceptation. Les patients risquent de ne pas accueillir l'outil d'IA de la même façon en fonction de si on leur dit qu'il s'agit d'une machine autonome ou d'un outil technologique supplémentaire du médecin. Un des enjeux du développement de l'IA consiste donc dans la vision de l'outil qui sera véhiculée afin d'assurer la plus grande transparence possible vis-à-vis du patient. Consciente de ces enjeux, la loi de bioéthique de 2021 a posé des principes d'information des patients et de garantie humaine par les professionnels de santé ayant recours à des outils d'IA afin qu'ils gardent la main sur les résultats de ces traitements de données.

Transparence

L'IA pose également un enjeu éthique en termes de transparence. Comment sait-on que les résultats donnés par l'outil d'IA sont valides ? Comment nos institutions prendraient-elles en compte les résultats d'un algorithme qui affecterait directement les soins d'un patient si aucune personne n'était capable de comprendre comment l'algorithme en est arrivé à cette conclusion ? Ce sont quelques-unes des questions qui se posent avec l'utilisation de techniques d'IA qui ne permettent pas de comprendre comment l'outil en arrive au résultat proposé. Ce phénomène se retrouve en particulier avec les réseaux de neurones (*deep learning*) et est souvent mentionné sous le terme de « boîte noire ». L'existence d'une « boîte noire » implique qu'il sera difficile de contrôler si le raisonnement de la machine est exact, ou s'il a souffert d'une mauvaise qualité des données entrantes, ce qui aurait biaisé les résultats. Cette boîte noire est une entrave pour l'humain au contrôle des résultats de sortie proposés par l'outil. L'Homme est donc contraint de la prendre en compte en acceptant de ne pas pouvoir avoir tous les détails de ces résultats. Le rapport Villani de mars 2018 encourageait à développer des algorithmes transparents. Cependant, dans le cas du deep learning, qui est largement utilisé aujourd'hui, cela ne peut se faire qu'au prix d'efforts disproportionnés et d'un coût important. Des chercheurs travaillent actuellement à permettre plus de transparence de ces algorithmes sans pouvoir garantir que cela sera pleinement satisfaisant à terme. En lien avec cette problématique, la loi de bioéthique de 2021 dispose que « les concepteurs d'un traitement algorithmique [...] s'assurent de l'explicabilité de son fonctionnement pour les utilisateurs ».

Acceptabilité par les patients

Enfin, un enjeu éthique d'importance concerne l'acceptabilité de ces outils d'IA pour les soins de santé. L'avis des patients concernant le développement des outils d'IA et l'utilisation de leurs données de santé n'est pas facile à recueillir, tout d'abord parce que, les patients eux-mêmes ont beaucoup d'espoir vis-à-vis de ces technologies car ils sont très influencés par ce qu'ils en entendent. Or, contrairement à ce que les promesses de personnalisation pourraient faire penser, le recours aux big data et à l'IA risquerait de noyer l'individualité dans la masse statistique et de raréfier la subjectivation des individus. La promesse d'une augmentation de la précision des connaissances grâce à l'IA masque cette réalité des corrélations statistiques. En effet, comme l'écrivent A. Rouvroy et T. Berns, l'individualité annoncée par le big data correspond plutôt à une hyper-segmentation davantage qu'à la prise en compte individualisée des besoins et désirs, propres à chaque personne. Or, la décision médicale implique désormais la prise en compte des valeurs et des préférences du patient. La décision médicale sous-tend également d'avoir à l'esprit qu'un traitement qui est le meilleur choix pour un patient ne l'est pas forcément pour un autre patient avec la même pathologie car le choix du traitement doit justement se faire en prenant en compte les valeurs du patient. L'autonomie du patient pourrait s'avérer être totalement remise en cause si demain un outil d'IA demandait au patient de choisir avec son médecin parmi une liste de traitements dont les avantages et bénéfices sont connus, à l'image de ce que proposait *Watson for oncology*[1], sans prendre en compte les valeurs du patient dans cette liste. Ce sont ces constats qui ont amené certains auteurs à valoriser le concept de « value sensitive design »[2]. Grâce à ce concept, les valeurs des individus, supposées constantes, pourraient être intégrées dans les choix proposés par l'outil d'IA au médecin et au patient. Un tel système devrait donc être suffisamment flexible pour être adapté à chaque individu.

---

[1] Système d'aide à la décision basé sur l'IA développé par IBM Corporation (États-Unis) avec l'aide d'oncologues du Memorial Sloan Kettering Cancer Center

[2] McDougall RJ. Computer knows best? The need for value-flexibility in medical AI. Journal of Medical Ethics. 2018 Nov 22 ; medethics-2018- 105 118

L'avis des patients n'a en réalité été encore que peu recueilli sur le sujet spécifique de l'IA. Souhaitent-ils que des machines, qui leur sont présentées comme « autonomes », prennent des décisions morales ? En population générale, les quelques études menées sur le sujet suggèrent que non, et notamment parce que les machines sont perçues comme des outils ne se suffisant pas à eux-mêmes pour prendre de telles décisions. Selon un article qui rapporte les résultats de neuf différentes enquêtes, les individus ne souhaitent pas voir les machines prendre des décisions morales en matière de conduite, de droit, de médecine et d'armée. Cette aversion est entretenue par la perception selon laquelle les machines ne peuvent ni penser ni ressentir pleinement. Cette aversion existerait même lorsque les décisions morales ont des résultats positifs. Or, c'est précisément l'acceptabilité de ces outils qui conditionnera leur adoption par les individus et par les patients. Dans une étude menée en Australie et qui évaluait la faisabilité et l'acceptabilité par les patients, cette fois-ci, d'un nouveau modèle de dépistage de la rétinopathie diabétique embarquant de l'IA, parmi les participants préférant le dépistage manuel, certains ont déclaré que la "confiance" était la principale raison pour laquelle ils préféraient le dépistage manuel (fait par un médecin) par rapport au diagnostic machine.

Concernant l'utilisation d'outils d'IA par des patients, en Angleterre, une étude a cherché à étudier l'acceptabilité des services de chatbots fondés sur l'IA dans le domaine de la santé pour une consultation de soins primaires entre 2017 et 2018. Les résultats ont révélé que les participants, qui étaient pourtant une population jeune, étaient préoccupés par des sujets concernant l'exactitude de l'outil, sa fiabilité et sa confidentialité, ainsi que son manque perçu d'empathie. Ces différents points pourraient compromettre l'adoption de systèmes d'IA dans les soins de santé. Par conséquent, l'étude concluait à un besoin d'approches centrées sur l'utilisateur afin de surmonter ces obstacles potentiels au développement de ces outils « intelligents »[1].

En outre, dans l'étude française "Communauté de patients pour la recherche" (ComPaRe), 1183 patients atteints de maladies

---

[1] Nadarzynski T, Miles O, Cowie A, Ridge D. Acceptability of artificial intelligence (AI)-led chatbot services in healthcare: A mixed-methods study. Digit Health. 2019 Dec ; 5:2055207619871808

chroniques (diabète, asthme, affections rhumatologiques, troubles neurologiques et cancers) ont répondu à des questions posées en ligne afin de donner leur posture vis-à-vis des dispositifs de contrôle biométriques et des outils d'IA dans le soin[1]. Cinquante pour cent des participants ont déclaré utiliser des outils de santé en ligne ou de santé mobile (ex : applications pour smartphones, services internet de santé). Parmi les participants à l'étude, 80 % étaient prêts à utiliser de nouvelles technologies dans le cadre de leurs soins ; 47 % considéraient ces outils comme une grande opportunité pour les patients ; mais 11 % pourtant considéraient qu'ils représentaient au contraire un grand danger. Les craintes principales exprimées par les patients étaient que ces outils ne remplacent pas de façon appropriée l'intelligence humaine dans les soins (28 %) ; qu'ils présentent un risque sérieux de piratage informatique (13 %) ; qu'ils entraînent une mauvaise utilisation des données personnelles des patients par les soignants, les compagnies d'assurance, etc. (14 %). Pour autant, cette enquête n'était pas spécifique à l'IA et était limitée par le fait que les patients devaient répondre de façon succincte *via* leur ordinateur, ce qui aura pu jouer sur la qualité des réponses concernant une technologie encore émergente.

Autres enjeux éthiques

On peut encore citer d'autres enjeux éthiques, en lien avec les enjeux précédemment énoncés :

- *Autonomie du médecin et des patients* : le développement de l'IA peut pousser à en plus se reposer que sur les conclusions de l'IA sans que le médecin n'ait à émettre un avis propre, et sans que les désirs du patient ne soient écoutés et pris en compte.

- *Bienfaisance* : il est important que l'IA soit conçue uniquement avec pour objectif final la bienfaisance vis-à-vis des patients. L'intérêt économique ou commercial ne doit pas être le seul moteur de son développement. Mais est-ce toujours le cas dans un monde où la course à l'intérêt économique est toujours plus prégnante ?

- *Maîtrise humaine* : Comment l'Homme peut-il garder la main sur ces outils d'IA ? En santé, se pose la question de la formation

[1] Tran VT, Riveros C, Ravaud P. Patients' views of wearable devices and AI in healthcare: findings from the ComPaRe e-cohort. npj Digital Medicine. 2019 Jun 14 ; 2(1) : 53

des professionnels de santé à l'utilisation des outils d'IA et de la collaboration avec d'autres professions (ex : ingénieurs).

- *Relation de soin* : il existe un risque de perte de l'aspect humain de la médecine avec ces outils et de dépossession du savoir médical du médecin. Une utilisation de ces outils d'IA sans passer par un professionnel de santé est-elle possible ? Comment transformer l'utilisation de l'IA en une coopération fructueuse entre l'Homme et la machine ?

- *Humanité* : l'avènement de l'IA et de son intelligence nous pousse à nous redemander ce qui fait de nous notre humanité puisque des machines peuvent se montrer intelligentes.

- *Normes médicales* : l'IA, qui s'appuie sur des données, raisonne à partir de statistiques. Se pose alors la question de savoir s'il faut laisser les données guider notre appréhension de ce qui est normal et de ce qui est pathologique. Faut-il laisser l'IA nous dicter notre compréhension de la maladie et de l'état humain ?

Ce premier tour d'horizon de ce qu'est l'IA et de ses perspectives en santé nous a permis de mieux appréhender les enjeux éthiques attenants à son développement. Comme nous venons de le voir, ceux-ci sont nombreux et beaucoup appellent à les prendre en compte pour le développement de l'IA. Néanmoins, force est de constater qu'il n'est pas toujours aisé de savoir comment « prendre en compte des enjeux éthiques ». La notion d'éthique elle-même reste quelque chose de flou dans les échanges et les débats. Pour cette raison, la partie suivante de cet ouvrage reviendra sur la notion d'éthique afin de mieux déterminer de quoi il s'agit et ce que cette dernière peut avoir à nous apporter dans le développement de l'IA en santé.

III. À la recherche des repères éthiques essentiels

1. Quelle éthique mobiliser pour l'IA dans le domaine de la santé ?

L'éthique est définie dans le dictionnaire de l'Académie française comme la « réflexion relative aux conduites humaines et aux valeurs qui les fondent, menée en vue d'établir une doctrine, une science de la morale ». Aristote a été le premier à tenter de résoudre des problèmes éthiques identifiés. Une éthique peut être propre à un peuple, une nation, une communauté à qui elle permet de définir ses normes, ses devoirs, les limites à ne pas franchir mais aussi l'attitude à adopter dans une situation donnée. D'après John Rawls, elle consiste à rechercher un « équilibre réfléchi ». Elle est étymologiquement liée à la notion de morale. Néanmoins, selon son champ d'application, elle s'intéressera, ou non, à la mise en pratique de principes moraux. En effet, contrairement à la morale traditionnelle, *l'éthique n'est pas une valeur absolue* faite d'interdits et d'obligations. L'éthique est davantage un questionnement dynamique. *Il s'agit de trouver une solution acceptable dans une situation donnée.*

De façon générale, il existe au moins trois principaux domaines lorsque l'on étudie l'éthique qui ne sont pas exclusifs mais peuvent se compléter :

1) *L'éthique normative,* qui s'intéresse à l'éthique en tant qu'elle propose des normes qui, par définition, prescrivent ce qui est « bien » ou « mal », « ce qu'il faut faire » et « ce qu'il ne faut pas faire ». On y distingue :

- *L'éthique déontologique* qui s'intéresse à l'utilisation, en pratique, des principes moraux. Ce qui rend l'action bonne ou juste, c'est sa conformité à une règle.

- *Le conséquentialisme,* selon lequel une action sera jugée « bonne » en fonction du résultat obtenu suite à cette action. Selon le conséquentialisme, la décision d'agir sera prise en fonction de ses conséquences prévisibles.

- *L'éthique de la vertu* qui consiste à ce qu'un agent accomplisse une action si et seulement si cette action est celle qu'accomplirait un agent vertueux dans ces circonstances.

2) *La méta-éthique* qui s'intéresse, pour sa part, au sens même des concepts mobilisés par l'éthique tels que le bien, le mal, le juste, etc. Elle est l'étude des concepts, des jugements et des raisonnements moraux.

3) *L'éthique appliquée* qui revient aux questions spécifiques posées aux éthiques normatives par des domaines particuliers de la vie morale : l'éthique médicale, l'éthique des affaires, l'éthique militaire, etc. Il s'agit de penser la relation spéciale qu'entretient une profession ou une pratique avec les éthiques normatives. Appliquée aux sciences et à la médecine du vivant, l'éthique sera alors déclinée en : a) *éthique médicale*, qui couvre tout le champ relationnel de la médecine (ex : relation médecin-soignant) ; b) *bioéthique,* qui couvre le questionnement existentiel et ontologique du rapport au vivant, interrogeant autant le progrès des connaissances que notre capacité à réfléchir sur nous-mêmes. Dans le contexte d'utilisation de l'IA dans le domaine de la santé, éthique médicale et bioéthique pourront être mobilisées, selon les enjeux traités (ex : modification de la relation médecin-patient ou réflexion plus large sur les dérives que l'IA pourrait entraîner).

Dans le domaine des sciences et de la médecine du vivant, c'est donc une éthique appliquée qui sera *de facto* mobilisée. Par ailleurs, si la mobilisation d'une éthique déontologique a sa place dans ce domaine, l'élément clé pour penser l'éthique pour le développement de l'IA dans le domaine de la santé se situe davantage au niveau d'une éthique des conséquences. En effet, le développement de l'IA en santé est un phénomène nouveau qui nécessite des adaptations. Cela n'empêche pas de se conformer à de grandes règles fondamentales préexistantes. Néanmoins, en l'absence de recul sur l'utilisation de l'IA dans ce contexte donné, il apparaît essentiel de se concentrer en premier lieu sur une éthique des conséquences de l'utilisation de l'IA, en particulier pour le patient, afin d'anticiper et de prévenir les éventuels effets néfastes de l'utilisation de ces outils dans le soin. Ainsi, nous pourrons définir le type d'éthique à mobiliser pour un développement éthique de l'IA comme une réflexion menée en vue de :

- être amené à *se poser les bonnes* questions suffisamment tôt…
- … afin que les conséquences qui en découlent soient a*cceptables pour tous, et en particulier pour les patients.*

2. De la nécessité d'une éthique du vivant

En médecine, comme nous venons de le voir, selon le sujet traité on pourra plus spécifiquement parler de bioéthique, ou d'éthique du vivant, pour guider le développement de l'IA. Selon Gilbert Hottois, philosophe contemporain, la bioéthique correspond à un *« ensemble de recherches, de discours et de pratiques, généralement pluridisciplinaires, ayant pour objet de clarifier ou de résoudre des questions à portée éthique suscitées par l'avancement et l'application des technosciences biomédicales ».*

La notion de bioéthique et les principes qui la sous-tendent sont nés de scandales perpétués dans le passé sur des humains. La recherche sur des humains a longtemps été non régulée. Depuis l'Antiquité, beaucoup d'expérimentations ont été réalisées au prix de sacrifices humains, ce qui a amené à un encadrement plus strict de ces recherches. Avant la Seconde Guerre mondiale, le Dr Beaumont est le premier, au XIXe siècle, à établir un contrat avec l'un de ses patients pour en faire un sujet d'expérience. Par la suite, au début du XXe siècle, les principes protecteurs des sujets sont connus de tous les chercheurs (ex : consentement libre et éclairé). Néanmoins, les sanctions encourues par les médecins ne les respectant pas sont légères au regard du préjudice observé car certains médecins pensent justifier la mise en danger de quelques individus dans l'objectif d'apporter un bénéfice à toute une population.

Après la Seconde Guerre mondiale, un nouveau tournant apparaît lorsque le Monde découvre les expérimentations médicales inhumaines pratiquées par les chercheurs nazis durant la guerre, amenant à une prise de conscience collective des dangers de la science et des dérives possibles. Le droit de la recherche biomédicale commence alors à s'élaborer au niveau international. En 1947, des normes vont être édictées devant le tribunal militaire américain en vue de juger les médecins nazis que le tribunal militaire international contre les crimes de guerre n'avait pu juger. Ces médecins devaient répondre de meurtres et cruautés que le progrès de la science aurait rendus acceptables. Les juges du tribunal ont déclaré les accusés coupables en se fondant sur des normes qu'ils avaient d'abord établies et qui sont maintenant connues sous le nom de *Code de Nuremberg*. Le code de Nuremberg établit notamment les principes suivants :

- *consentement* volontaire, libre et éclairé « absolument essentiel » ;
- exigences imposées au chercheur, dont celle de la *rigueur scientifique* et de la *compétence* des expérimentateurs ;
- évitement de toute *souffrance* ;
- *liberté* du sujet d'arrêter sa participation s'il ne s'estime plus en mesure de la poursuivre.

L'ensemble de ces principes traduit une volonté de respecter les personnes qui acceptent de se prêter à une recherche en vue d'améliorer le bien des malades.

Par la suite, en 1948, la *Déclaration universelle des droits de l'Homme* est adoptée par 50 États sur les 58 participants à l'Assemblée générale des Nations Unies à Paris. Elle vient assoir des droits subjectifs, dits fondamentaux (de valeur supérieure à la loi). Puis, en 1964, la *déclaration d'Helsinki,* élaborée par l'Association Médicale Mondiale, établit que le devoir du médecin de sauvegarder la santé s'étend à la recherche médicale. Selon cette déclaration, l'intérêt individuel du participant de la recherche doit toujours primer sur l'intérêt collectif. La recherche inclut l'expérimentation qui peut procurer un bénéfice potentiel pour le sujet.

Malgré ces évènements, dans les années 1960, aux USA, un solide optimisme continue de caractériser le climat technoscientifique, jusqu'à la publication de Henry Beecher, anesthésiste et professeur à la Faculté de médecine de l'Université Harvard. Il publie « Ethics and Medical Research » *(1966, New England)* qui décrit 22 expériences qu'il qualifiait de « non éthiques » et qui n'étaient pourtant que la pointe émergée de l'iceberg. S'ensuit une prise de conscience collective conduisant à l'éthique de la recherche telle que nous la connaissons aujourd'hui, avec en particulier la création de comités d'éthique locaux. En 1973, la Commission nationale pour la protection des sujets humains est établie. Elle publie en 1979 le *rapport Belmont* qui va devenir le guide par excellence des principes bioéthiques. Ce rapport formule les principes fondateurs de la bioéthique actuelle : *bienfaisance, autonomie et justice.*

Puis, dans les années 1980, les premiers comités consultatifs nationaux d'éthique (CCNE) voient le jour. En 1993, un Comité international de bioéthique est créé à l'UNESCO. Ce dernier adoptera trois déclarations :

- la Déclaration universelle sur le génome humain et les droits de l'homme (1997) ;
- la Déclaration internationale sur les données génétiques humaines (protocole additionnel, 2003) ;
- la Déclaration universelle sur la bioéthique et les droits de l'homme (protocole additionnel, 2005).

En 1997, la Convention sur les Droits de l'Homme et la biomédecine, dite *Convention d'Oviedo*, est adoptée sous l'égide du Conseil de l'Europe. Elle est notamment ratifiée en 2011 par la France. Elle établit des principes fondamentaux relatifs :

- à la pratique de la médecine quotidienne ;
- à la recherche biomédicale ;
- à la génétique ;
- à la transplantation d'organes et de tissus ;
- au consentement éclairé ;
- au droit au respect de la vie privée ;
- au droit à l'information.

La convention établit que l'intérêt de l'être humain prévaut sur l'intérêt de la science. Cette Convention est entrée en vigueur dans 29 pays sur les 47 qui sont membres du Conseil de l'Europe.

Ces rapports et déclarations avaient objectif de garantir des principes éthiques à la médecine et la recherche médicale. On pourra néanmoins noter que la convention d'Oviedo est le *seul texte international juridiquement contraignant pour la protection des droits de l'Homme dans le domaine biomédical, alors qu'elle a été ratifiée par relativement peu de pays*.

L'histoire du développement de la bioéthique, que nous venons de balayer dans ses grandes lignes, illustre bien la nécessité de penser l'éthique en amont du développement de toute expérimentation ou de toute nouveauté dans le domaine. De plus, elle nous rappelle les principaux grands principes (ou normes) éthiques aujourd'hui en vigueur qui, bien que non contraignants pour la plupart, pourront être repris pour le développement de l'IA dans le domaine de la santé.

3. Les principes et les valeurs au cœur de la réflexion éthique

Lorsqu'il est question d'éthique, il est presque toujours question de principes éthiques et de valeurs. Or, le *distinguo* entre ces deux termes n'est pas toujours facile à faire. De plus, comment mobiliser ces deux notions pour faire de l'éthique ? Quels sont leurs liens et quelle est leur possible articulation ?

Le terme de *principe* est défini par le dictionnaire de l'Académie française comme un « motif qui commande l'action et sert de norme pour le jugement pratique ; [une] maxime, règle de conduite qui constitue un modèle ». Il s'agit d'une norme à respecter.

Les *valeurs* d'un individu, d'une société, sont nombreuses et variées (amitié, bonheur, justice, bien-être, santé, etc.). Elles sont définies dans le dictionnaire de l'Académie française comme « ce que vaut une chose, suivant la juste estimation qu'on en peut faire » et, de façon figurée, il s'agit du « prix que l'on attache à une chose intellectuelle ou morale ». Contrairement au principe, la valeur est graduée. Ce n'est pas une chose mais une qualité qui s'attache aux choses. Selon Nathalie Heinich, sociologue française contemporaine, les valeurs peuvent être identifiées car elles :

- ne consistent pas en une norme, une règle, une loi qui sont des applications de valeurs.
- sont comprises et utilisables par tous.
- sont à large spectre temporel et spatial. Autrement dit, elles ne sont pas accessibles à la modification volontaire ou à court terme.
- sont à l'origine de l'évaluation et non son résultat.
- sont considérées par le locuteur comme non négociables.

Lorsqu'il est question du développement de l'IA en santé, on peut trouver de nombreux principes et de nombreuses valeurs éthiques mis en avant dans des articles, rapports, livres et autres documents. Le tableau ci-dessous présente une liste de ces principes éthiques à respecter pour le développement de l'IA et qui peuvent être retrouvés dans différents documents, et en particulier les rapports français et internationaux sur l'IA de ces dernières années. Certains de ces principes ont été regroupés sous l'égide d'un même grand principe. Ex : Sous le terme de principe de liberté, peuvent être regroupés le principe de liberté à proprement parler, qui est général, mais aussi celui d'indépendance et de liberté de penser qui sont plus précis.

Principes fréquemment mentionnés pour le développement de l'IA en santé
Principe d'égalité
Principe de liberté - Principe de liberté (dont individuelle) - Indépendance - Liberté de penser
Principe de dignité - Principe de dignité (du patient) - Principe d'autonomie (du patient)
Principe de respect des normes - Principe de respect du droit international humanitaire - Principe de conformité de l'IA au cahier des charges (lui-même conforme à la législation) qui sera établi préalablement à la construction de l'outil - Principe de limitation de la production règlementaire sur le sujet de l'IA et des données de santé - Principe de mise en place d'une gouvernance appropriée avec un cadre éthique et légal - Principe de concordance du développement de l'IA avec les valeurs humaines
Principe de protection de l'individu - Principe de protection de la vie privée des personnes - Principe d'intégrité et de confidentialité des données numériques - Principe de sécurité des données - Principe de graduation de la régulation des données selon leur sensibilité
Principe de protection de l'individu - Principe de protection de la vie privée des personnes - Principe d'intégrité et de confidentialité des données numériques - Principe de sécurité des données - Principe de graduation de la régulation des données selon leur sensibilité

Principe d'« empowerment »

- Principe d'information (des patients)
- Principe de consentement au recueil et au traitement des données
- Principe de débat public sur ces biotechnologies
- Principe de sensibilisation de la population

Principe de non-discrimination

- Principe de non-discrimination
- Principe d'équité
- Principe de justice
- Principe de non-stigmatisation
- Principe de diversité

Principe d'excellence scientifique

Principe d'efficacité

Principe de précaution

Principe de bienfaisance

Considère l'IA et le big data comme un bien public à protéger pour le bien collectif

Principe de responsabilité

Désir de voir peser la responsabilité de l'erreur de l'outil sur une personne humaine en cas de dommage

Principe de maîtrise des outils d'IA

- Principe de transparence de ces outils
- Principe d'explicabilité
- Principe de traçabilité
- Principe de garantie humaine

Introduit dans la loi de bioéthique de 2021 (article 17), le principe de garantie humaine impose à tous les utilisateurs et concepteurs de solutions d'IA en santé :

- *La mise en œuvre d'une information préalable du patient sur le recours à l'IA dans sa prise en charge*
- *Le déploiement d'une supervision humaine de la solution d'IA « en vie réelle »*

Ce principe introduit donc la possibilité de l'éthique s'il n'y a pas d'éthique mise dans l'algorithme.

- Principe de loyauté de l'outil d'IA
- Principe de formation des professionnels à ces outils
- Principe de fiabilité des outils d'IA
- Principe de maîtrise collective des données utilisées

Cependant, on pourra noter qu'un même terme peut être employé, selon le contexte, comme un principe ou bien comme une valeur en fonction de comment il est utilisé. Par exemple, la « non-discrimination », identifiée dans ce tableau comme un principe, peut certes être utilisée comme un principe (injonction à la non-discrimination) mais elle peut également être utilisée comme une valeur (attachement individuel ou sociétal à la non-discrimination qui sera prise en compte dans un degré propre à cette communauté). Ainsi, dans nos discussions, nous parlons parfois à tort de principes alors que nous mobilisons en réalité des valeurs.

À leur examen, on se rend compte que ces différents principes, à respecter pour le développement d'une IA qui soit éthique, semblent relativement indépendants les uns des autres, sans risquer d'entrer en confrontation. Il s'agit de principes larges, de portée théorique, avec le risque que ces guides au développement de l'IA ne nous maintiennent dans une vision macroscopique, en donnant faussement l'impression que tout est dit en matière d'éthique. C'est pour cette raison que certains auteurs [1] concluent que les principes éthiques sont certes importants à définir, ils font partie de l'ensemble des fondations à poser pour le développement de l'IA en santé, mais ils ne sont pas suffisants. Dans son article de 2019, Whittlestone souligne également certaines des limites des principes éthiques qui sont souvent trop larges pour guider l'éthique dans la pratique. Elle suggère alors de s'intéresser plutôt à l'exploration des tensions éthiques, qui surgissent parfois de la mise en œuvre de ces principes éthiques. Ainsi, les tensions qui pourraient émerger de la mise en œuvre des principes identifiés seront propres à des situations, pour certaines, spécifiques du domaine du soin. Ces tensions sont en vérité la manifestation de la confrontation de valeurs, sous-jacentes aux principes mobilisés et qui, de par leur nature, sont bien plus à même d'entrer en confrontation lors de situations issues de la pratique que les grands principes théoriques.

La limite à ne mobiliser que de grands principes éthiques (et non des valeurs) s'illustre dans le fait que l'IA en santé, comme la définition que nous en avons donnée plus haut l'indique, doit

[1] Comme, par exemple, Nebeker et. al dans leur article

répondre à un objectif concret d'apporter un bénéfice sensible dans les soins des patients. Or, les principes éthiques préalablement énoncés semblent insuffisants lorsqu'il s'agit de prendre une décision effective entre plusieurs possibilités dans une situation donnée. Imaginons par exemple le cas d'un robot doté d'IA qui aide à la rééducation d'Amélia, 55 ans, après sa rupture des ligaments croisés du genou. Il aide Amélia à étirer sa jambe et à retrouver l'amplitude normale de son articulation. Alors qu'il est en train de travailler sur cette amplitude, Amelia exprime sa douleur et dit qu'elle a trop mal et souhaite arrêter la séance. Le robot a calculé les amplitudes possibles pour Amélia et estime qu'il peut encore un peu l'aider à gagner en amplitude sur cette articulation sans qu'elle ne souffre trop et que cela est nécessaire en rapport avec ce qu'il a prévu de faire durant les autres séances. Comment doit alors être conçu le robot ? Doit-il respecter la volonté d'Amelia (principe de non-malfaisance) ou privilégier sa rééducation et sa guérison (principe de bienfaisance) ? Dans une telle situation, il sera nécessaire de donner priorité à l'un des deux principes qui s'affrontent alors même qu'il n'existe pas de hiérarchie entre les principes mais seulement entre les valeurs. Cette situation n'est pas un cas isolé en santé, elle peut survenir fréquemment. David Gruson, docteur en droit de la santé et auteur très investi sur ce sujet de l'IA en santé entre autres, nous en donne un autre exemple à travers son polar bioéthique, *S.A.R.R.A.*, paru en 2019. Il nous y donne à voir une IA à qui l'on demande d'enrayer une épidémie à Ebola en fabriquant un vaccin efficace rapidement pour protéger la population. Cependant, dans cette fiction, l'IA réalise rapidement qu'elle ne pourra pas fabriquer ce vaccin dans les temps pour enrayer l'épidémie et sauver l'humanité. Dans la fiction, l'IA doit suivre les 3 lois de la robotique d'Asimov. En vertu de ces lois (qui sont des principes), l'IA décide alors d'établir un périmètre pour vacciner la population à risque d'avoir été contaminée par les quelques cas recensés. Or, le soi-disant « vaccin » élaboré par l'IA, et injecté aux individus du périmètre établi, entraîne le décès de la population dans cette zone. Sans rien en dire aux humains, l'IA a dû elle-même faire un choix devant la mise en tension de 2 principes éthiques fondamentaux qui la constituaient (Asimov) :

- Un robot ne peut porter atteinte à un être humain ni, restant passif, laisser cet être humain exposé au danger.
- Un robot doit obéir aux ordres donnés par les êtres humains, sauf si de tels ordres entrent en contradiction avec la première loi.

Dans ce cas, non seulement l'IA a choisi de suivre le premier principe plutôt que le deuxième, mais elle a aussi dû également enfreindre ce premier principe en tuant des individus dans l'objectif d'en sauver un plus grand nombre (le reste de la population non infectée). Elle a donc donné priorité à une valeur, le nombre de personnes sauvées, sur un principe absolu lui interdisant de tuer. L'IA a donc décidé d'enrayer l'épidémie le plus vite possible avec la seule solution qui lui semblait efficace. Ces deux situations exposées entrent en contradiction avec le fait que l'on ne peut choisir entre différents principes, puisqu'il n'existe pas de hiérarchie entre eux. Dans ces différentes situations pratiques, où des principes éthiques entrent en confrontation, tout se passe comme si nous n'étions plus face aux principes en tant que tels mais plutôt aux valeurs qui sous-tendent ces principes. Dans ces cas concrets, ce sont donc bien les valeurs qui s'entrechoquent et nous forcent à choisir en fonction de notre hiérarchie de valeurs.

Ces exemples nous amènent à constater qu'en effet, les principes éthiques identifiés jusqu'à présent ne pourront pas suffire pour répondre à toutes les questions éthiques que l'IA pourra soulever en pratique dans le domaine de la santé. Ces principes semblent ne pouvoir être opérants que d'un point de vue macroscopique, autrement dit, en santé, du point de vue de la santé publique. Le Comité consultatif national d'éthique pour les sciences de la vie et de la santé (CCNE), dans son avis sur éthique et santé publique, concluait à la nécessitait de deux dimensions, générales et complémentaires, pour faire de la santé publique éthique. Ces deux dimensions reposaient sur le respect des principes éthiques et sur une valeur, la confiance de la population et des acteurs dans ces politiques. À ce niveau plus général de la santé publique, les principes peuvent donc à eux seuls constituer une partie prépondérante du cadre éthique. Ce constat justifie alors que, pour la construction d'un cadre éthique de l'IA en santé, on s'intéresse également aux tensions éthiques retrouvées au chevet du patient (niveau microscopique), et donc à des enjeux éthiques qui mettent en avant la question des valeurs à prioriser. C'est donc d'une éthique davantage pratique, appliquée, que viendront les compléments nécessaires pour aider à la décision pour la conception et l'utilisation de l'IA.

4. Comment les enjeux éthiques nous révèlent les valeurs qui comptent pour nous

De nombreux enjeux éthiques sont soulevés du fait du développement de l'IA en santé. Néanmoins, l'expression « enjeu éthique » est une notion qui semble au premier abord difficile à cerner. Pour ne citer que quelques sources de définition du terme « enjeu », on peut trouver :

- En utilisant *Google,* moteur usuel généraliste qui a l'avantage de traduire l'usage habituel qui est fait d'un mot dans la société, on trouve : « un sujet ou un problème important à débattre ou à discuter ».

- En utilisant le *Dictionnaire de l'Académie française*, on trouve : « mot du XIVe siècle. Composé d'*en* et de *jeu.* 1. JEUX. Somme mise en jeu par chacun des joueurs et destinée à revenir au gagnant de la partie. *Voilà mon enjeu. On quitta la partie et chacun reprit son enjeu. Garder les enjeux. Perdre son enjeu.* Fig. *Retirer son enjeu,* se retirer d'une entreprise. 2. Ce qui fait l'objet d'une compétition, d'un affrontement, d'une discussion. *Le titre de champion du monde est l'enjeu de la course. Les enjeux d'un débat. L'enjeu d'une négociation. Les enjeux économiques, politiques. Les enjeux d'une campagne publicitaire »* ;

- En utilisant le *Dictionnaire historique de la langue française*, d'Alain Rey, on trouve : « font référence au mot « jeu » et à la « somme risquée dans un jeu », qui est devenue courante au sens figuré de « ce que l'on risque (gagner, perdre) dans une entreprise ».

Si certaines définitions sont plus riches de sens que d'autres, on retrouve dans chacune d'entre elles la notion de quelque chose qui se joue. Pour autant, quand il s'agit d'éthique, comment interpréter cette expression ? Lorsque l'on analyse les enjeux éthiques issus d'un panel de travaux de recherche et textes règlementaires sur l'IA en santé de moins de 7 ans, des principes et des valeurs sous-jacents à ces enjeux éthiques émergent. Ils sont regroupés dans le tableau ci-dessous. On s'aperçoit alors que deux types d'enjeux éthiques peuvent être identifiés : 1) les enjeux éthiques faisant part d'une crainte, d'une difficulté ou d'un questionnement et qui posent le débat dans l'attente de trouver des solutions (ex : il existe un enjeu éthique dans la non-diversification des données de santé utilisées), 2) et les enjeux éthiques qui proposent déjà des solutions (sous forme de verbe d'action) et des manières d'agir pour le développement de l'IA en santé dans leur formulation (ex : exprimer la nécessité de mettre de l'impartialité dans la conception de ces outils).

Principes et valeurs	**Descriptif** *(Issu d'un panel de documents analysés)*
Non-discrimination et justice sociale	- Déficits et dangers causés par une diversité limitée des données - Risque de reproduire ou d'amplifier les préjugés de leurs concepteurs humains - Risque d'exacerber les inégalités existantes en matière de santé (fracture sociale) - Risque d'ignorer les utilisateurs qui refusent l'utilisation de certaines technologies
	- Faire preuve d'impartialité (*fairness*) lors de la conception de ces outils
Consentement à la recherche et information des patients	- Risque de délégation du consentement du patient dans le cas de l'IA - Se demander quelle forme de consentement est nécessaire - Réfléchir à jusqu'où on a le droit d'intervenir dans la vie des patients quand l'analyse découvre un risque ; - Le consentement pourrait restreindre l'accès à certaines données de santé utiles pour la performance de l'IA.
	- Faire participer le patient à la décision - Respecter la volonté des patients - Ne pas créer de pressions auprès du patient pour avoir accès aux données sinon risque de biaiser le consentement - Construire l'information qui est donnée aux patients, afin de leur permettre de participer aux décisions de santé les concernant - Questionnement à avoir avec le patient autour des risques et des avantages du recours à ces outils - Favoriser la transparence dans l'utilisation des outils d'IA

Protection de la vie privée et confidentialité des données	- Difficultés dues au besoin de prendre en compte des données de plus en plus « holistiques » sur le patient - Question du partage des données de santé (jusqu'où aller ?)
	- Toujours se demander si on peut revenir jusqu'à l'individu à partir de ses données - S'assurer de la sûreté et la sécurité de l'utilisation de ces outils
Propriété des données	Questions autour de la propriété des données individuelles
Responsabilité	- Difficultés liées à la boîte noire (black-box) : on ne sait pas toujours comment l'IA raisonne - Menace de la responsabilité qui pourrait encourager les médecins à respecter la norme de soins et à rejeter l'IA - Se demander comment distribuer la responsabilité parmi les professionnels impliqués - Se demander quel type de responsabilité appliquer - Risque de diminution de l'engagement humain dans des activités à risque - Questions de la place du professionnel de santé vis-à-vis de l'IA
	- Mettre en place un principe de « garantie humaine » - Favoriser la fiabilité de ces outils
Autonomie	- Risque d'érosion de l'autodétermination humaine si l'IA décide à la place de l'humain - Risque de perte d'autonomie des médecins - Risques de renforcer un *statu quo* indésirable en reproduisant des choix ne prenant pas en compte les désirs des patients - Risque de non-respect des valeurs des individus
	Développer l'IA pour aider à la décision pour les personnes invalides

Bienfaisance	- Risque d'avoir une mauvaise utilisation des données, que ce soit à des fins mercantiles et commerciales ou lors d'un usage relevant de l'intérêt général - Prendre garde à ne pas déstabiliser notre système de protection sociale si demain si l'aléa de santé n'existe plus - Difficultés de favoriser l'intérêt public si les algorithmes sont uniquement conçus à des fins lucratives - Question de l'indépendance des gouvernements qui poussent le développement de ces outils
	- Faire que le développement de l'IA bénéficie à la société
Confiance raisonnée	- Méfiance des individus si on néglige les perceptions du public quant à ce qui est acceptable - Risques de déception vis-à-vis des attentes des patients - Difficulté de ne pas savoir s'il s'agit d'une conclusion appropriée axée sur le patient
	- Éviter un déficit de confiance de la part des patients - Savoir quoi déléguer et à quels systèmes - Mettre en parallèle erreurs d'IA et erreurs humaines
Maîtrise humaine	- Question de la formation des professionnels de santé
	- Aider les professionnels de santé à comprendre les fondements des solutions proposées par les machines - Développer l'expertise en IA pour évaluer correctement les résultats des tests - Encourager la collaboration entre différentes professions

Relation de soin	- Risque de perte de l'aspect humain de la médecine - Réfléchir à l'utilisation par le public de ces logiciels sans supervision médicale - Risque de dépossession du savoir médical du médecin (*deskilling*) ; - Risque de perte de temps dédié au patient au profit de l'outil - Comment transformer l'utilisation de l'IA en une coopération fructueuse (et non une autonomie mal assumée) - Faut-il donner accès au patient à ses résultats ou selon l'appréciation du médecin
Notre humanité	- Question de la définition juridique de la personne - Réfléchir à la perception psychologique de l'identité humaine vis-à-vis de l'IA - Par comparaison à l'IA, risque que l'Homme se considère comme un fonds exploitable
	- Question de donner des droits à ces outils intelligents
Normes médicales	- Risques quant aux conséquences à long terme de ces applications sur la compréhension de la maladie et de l'état humain - Se demander comment traiter une erreur qui n'est qu'une variation de système - Se demander s'il faut laisser les données guider l'investigation
Efficience	- Difficultés liées à la nécessité de conserver une attractivité économique - Risques éthiques d'une sous-exploitation des potentialités de l'IA (perte de chance pour les individus)

L'analyse des enjeux éthiques présents dans différents documents traitant des enjeux éthiques de l'IA en santé met en évidence que les enjeux désignés dans ces différents textes concernent des principes moraux mais aussi des valeurs, évoqués soit sous la forme de questionnements soit sous celle de propositions. Ces questionnements et propositions *témoignaient de la recherche de la meilleure voie à prendre face à une situation de doute et d'un risque de confrontation, non pas entre les principes, mais entre les valeurs.* En effet, les valeurs sous-jacentes aux principes éthiques pourraient entrer en confrontation du fait de l'introduction, par le développement de l'IA en santé, de nouvelles priorités et donc d'une modification dans la perception de ces valeurs. Or, comme nous l'avons vu, contrairement au principe, la valeur est graduée. C'est donc justement parce qu'elles peuvent être graduées que le rapport des unes aux autres peut être bouleversé en fonction des choix éthiques faits dans la société. Les principes n'ayant pas de hiérarchie les uns par rapport aux autres, c'est donc bien l'ordre de priorité touchant aux valeurs sur lesquelles ils s'appuient qui est ici le plus susceptible d'être bouleversé et donc de générer une tension éthique. Cette différence entre normes, relativement stables, et valeurs, pouvant entrer en confrontation, peut être appréhendée à la lumière de l'analyse menée par Ogien et Tappolet, dans leur ouvrage « Les concepts de l'éthique. Faut-il être conséquentialiste ? » Dans ce travail, les deux philosophes s'emploient à montrer que normes et valeurs ne se réduisent pas l'une à l'autre et qu'en réalité les normes (ou principes) se fondent sur des valeurs.

Cette possible mise en confrontation des valeurs se reflète également par l'emploi du terme d'« enjeu » qui traduit une notion de risque et d'indétermination qui conduit à la réflexion, voire à la réorganisation, à la recherche d'un équilibre. Il semble qu'il y a enjeu lorsqu'il y a discussion, voire affrontement. L'enjeu est ce qui fait l'objet d'un débat qui pourrait se discuter sur la place publique. Or, c'est bien un affrontement et une tentative de retour à l'équilibre qui s'opère entre ces différentes valeurs dont la hiérarchie actuelle, telle que nous la connaissons dans les pays occidentaux, se retrouverait déstabilisée. Les définitions du *Dictionnaire de l'Académie française* et du *Dictionnaire historique de la langue française* introduisent dans ce terme d'« enjeu » une notion de jeu avec la possibilité de perdre ou de gagner. Dans notre cas, le gain comme la perte de terrain pour les valeurs « en jeu » pourraient advenir du fait du développement de l'IA. Comme dans tous jeux, la peur de perdre et l'envie de gagner sont la clé des discussions animées et nombreuses sur le sujet. Cependant, le désir de gagner quelque chose à partir de ces outils d'IA sans mettre à mal nos valeurs et nos principes et sans trop les déstabiliser semble être une raison importante pour développer ces outils et donc engager ces discussions éthiques. En effet, l'idée d'équilibre introduite par les termes se rapportant aux « enjeux éthiques » implique ainsi qu'il pourrait exister une possibilité de basculement d'un côté ou d'un autre si l'équilibre des valeurs était rompu, voire si les valeurs et les principes éthiques étaient bafoués. Le basculement pourrait donc se faire vers le désirable tout comme vers l'indésirable.

C'est donc notre crainte de perdre et notre envie de gagner, si nos valeurs étaient priorisées différemment, qui nous amènent à nous interroger sur ce que nous mettons « en jeu » en termes de principes mais surtout de valeurs afin de trouver le bon endroit où mettre le curseur, entre risques et bénéfices, pour déterminer ce qui doit être premier pour rester gagnants. Le positionnement de ce curseur se fait en prenant en compte les valeurs qui s'opposent et nous amène en particulier à trouver un nouvel équilibre entre intérêt collectif et intérêt individuel. Ainsi, ce questionnement sur les valeurs et leur possible confrontation se situe à deux niveaux : à la fois au niveau des valeurs portées par une société et un système de soin dans le domaine de la santé, mais aussi au niveau individuel où les valeurs propres à chacun peuvent varier par rapport aux valeurs sociétales. Par conséquent, au niveau collectif comme individuel, l'IA nous conduit à nous interroger sur les valeurs que nous croyons avoir et que nous souhaitons défendre. Au niveau collectif, la valeur sera dépendante d'une société et de son histoire. Au niveau individuel, la valeur sera le plus souvent à l'origine de notre conduite et sera très variable, l'estimation que l'on en fait étant dépendante de la personne qui évalue et du contexte dans lequel elle se situe. En conséquence, les valeurs prioritaires dans la prise de décision en santé publique et les valeurs à prioriser lors d'une consultation médicale individuelle ne seront pas les mêmes. La valeur attribuée à des concepts et la hiérarchie entre ces valeurs, quel que soit le niveau auquel se situent ces valeurs, est donc un phénomène précaire sans cesse réinterrogé par l'avènement de changements portés notamment par les progrès technologiques.

À la lumière des différents éléments exposés ci-dessus, nous pourrons alors définir un enjeu éthique comme :

> Ce qui se joue lors d'un affrontement de valeurs et qui suscite la discussion/le questionnement, en réponse à une émotion (crainte ou espoir) induite par la déstabilisation possible de la hiérarchie de nos valeurs. L'identification des enjeux éthiques nous permet de réfléchir aux conduites humaines à adopter et aux valeurs qui les fondent, et ce afin de trouver un équilibre dans les valeurs qui respecte la hiérarchie à laquelle nous sommes attachés, que ce soit au niveau individuel ou sociétal.

Cette définition met en évidence qu'un enjeu éthique se matérialise avant tout sous la forme d'un questionnement, provoqué par une crainte ou un espoir né de l'attente d'un changement (ici, du fait du développement de l'IA). Ce questionnement naitra de l'échange, de la discussion. C'est à partir de l'identification des enjeux éthiques, que ce soit sous la forme d'un questionnement ou d'éléments de solution, que pourront émerger des propositions de réponse quant à l'outil déstabilisateur (IA) pour aider au maintien de la stabilité de nos valeurs. Ces questionnements pourront être soulevés par différentes parties prenantes, sachant que plus les personnes seront impliquées et auront à perdre et/ou à gagner dans le développement de l'IA, plus elles seront à même d'identifier les enjeux éthiques sous-jacents. Ce constat plaide donc très fortement en faveur de l'identification des enjeux éthiques de l'IA par les patients qui seront les premiers concernés par l'usage de l'IA en santé.

IV. L'apport essentiel des patients pour la construction d'un cadre éthique : *résultats d'une enquête de terrain*

1. Les patients sont les plus à même de parler des enjeux éthiques de l'IA en santé

Comme vu précédemment, identifier un enjeu éthique, ici de l'IA en santé, revient à se questionner sur la manière de maintenir une valeur qui nous est chère car nous craignons (ou souhaitons) qu'elle ne soit déstabilisée par les changements que l'IA induirait dans la hiérarchie de valeurs qui est la nôtre ou celle de notre société. Or, qui peut le plus se sentir concerné par les bouleversements induits par l'IA dans les soins, si ce ne sont les patients ? Si la population générale peut se montrer réticente à partager certaines données de santé, il s'avère que l'on peut penser que les patients n'auront pas la même hiérarchie de valeurs que la population générale. En effet, pour les patients, en haut de la pyramide de leurs valeurs se trouve un concept supérieur aux autres, celui de santé, dont ils saisissent tout le sens du fait de leur statut de patient.

Cette assertion peut être illustrée par deux études menées en population générale. La première, publiée le 16 novembre 2017 par le Healthcare Data Institute, premier think tank français et européen dédié au Big Data en santé, a révélé que 72 % des Français estiment que leurs données de santé sont utiles pour faire avancer la recherche et la santé pour tous. Néanmoins, ce sondage conclut que les personnes les plus sensibilisées aux questions de santé, à savoir les 65 ans et plus, croient le plus dans le potentiel de la récolte large de données (poids, nombre de pas par jour, etc.). Cette conclusion va dans le sens d'une vision différente vis-à-vis de la recherche et de la propension à partager ses données de santé lorsque l'on se sent plus vulnérable ou malade. La seconde étude a été publiée par Odoxa, un institut de sondages français, en novembre 2018. Elle révèle que, sous réserve d'anonymat :

- 49 % des Français interrogés n'étaient pas prêts (pas vraiment ou pas du tout) à faire un don à la recherche de ses témoignages et données de santé ;

- 51 % des Français interrogés n'étaient pas prêts à partager leurs témoignages et données de santé à une société développant un nouveau médicament ;

- 68 % des Français interrogés n'étaient pas prêts à accepter que la recherche médicale ou des sociétés développant de nouveaux médicaments puissent accéder à des données liées à leurs appareils connectés (smartphone, montre connectée...).

En population générale, les individus interrogés semblaient donc plus méfiants, ou moins désireux de partager leurs données de santé par rapport aux patients, en particulier s'agissant de patients atteints de pathologies chroniques lourdes. Le faible téléchargement de l'application STOPCOVID illustre cette réticence supérieure en population générale puisque seuls 3,1 % des Français avaient téléchargé l'application en juillet 2020. D'après une enquête en ligne menée en mai 2020 par Harris Interactive[1], si l'application STOPCOVID a suscité l'approbation d'une majorité de Français (59 % de favorables versus 41 % d'opposés), seuls 15 % des Français étaient certains d'installer cette application[2]. Les moins de 35 ans et les Français les plus inquiets face à la Covid-19 étaient les plus favorables à sa mise en place. Bien que les données soient anonymisées dans l'application STOPCOVID, 54 % des Français disaient ne pas avoir confiance dans le gouvernement à propos de l'utilisation qui sera faite du fichier centralisant les données recueillies *via* cette application. On observait ainsi que la proportion de ceux qui comptaient télécharger l'application passait de 89 % parmi ceux qui avaient tout à fait confiance dans le gouvernement à 9 % parmi ceux qui n'avaient pas du tout confiance. Toujours d'après la précédente enquête en ligne de mai 2020, les Français exprimaient également de fortes attentes en matière d'information

---

[1] Institut d'études marketing et de sondages d'opinion pour l'observatoire data publica

[2] Harris interactive. Perceptions de l'application STOPCOVID et regards sur l'enjeu du partage des données personnelles [Internet]. France. [cited 2021 Apr 8]. Available from : https://harris-interactive.fr/opinion_polls/perceptions-de-lapplication-stopcovid-et-regards-sur-lenjeu-du-partage-des-donnees-personnelles/

en cas de développement d'autres applications similaires car deux tiers des Français se sentaient mal informés quant à l'utilisation de leurs données personnelles par les acteurs publics, quels que soient leurs sexe, âge ou catégorie socioprofessionnelle. Seul un Français sur 10 disait se désintéresser de ces questions. Une autre enquête, internationale, sur le partage de données génomiques et de santé, a inclus 36 268 personnes en population générale dans 22 pays[1]. D'après cette enquête, la volonté de faire don de son ADN et de ses données de santé à la recherche était relativement faible. La confiance dans le processus de partage des données avec de multiples utilisateurs (par exemple les médecins, les chercheurs, les gouvernements) était également faible. Les participants étaient plus disposés à partager de l'ADN ou des données de santé à des fins de recherche lorsque le destinataire était un médecin et étaient les moins disposés à le faire lorsque le destinataire était un chercheur à but lucratif. De façon générale, on constate donc là encore que le désir de partager ses données varie en fonction des acteurs mais aussi en fonction de son statut (âge, patient ou non…).

Ces constats plaident donc en faveur d'un regard un peu différent porté sur les données de santé lorsque l'on est patient et lorsque l'on ne l'est pas. Il semblerait en effet que si, en population générale, les Français ne sont pas opposés au partage de leurs données de santé pour aider à la recherche, sur le principe, concrètement ils ont besoin d'une information qui réponde à leurs attentes et de s'engager dans des projets dans lesquels ils croient et ont parfaitement confiance pour effectivement partager leurs données de santé. Ces aspects ont déjà été identifiés dans des travaux comme ceux de Bartlett et al. qui concluaient à la nécessité de rendre la recherche pertinente pour les patients[2]. Ce constat se confirme donc en population générale où la

---

[1] Middleton A, Milne R, Almarri M, Anwer S, Atutornu J, Baranova E, et al. Global Public Perceptions of Genomic Data Sharing: What Shapes the Willingness to Donate DNA and Health Data? American Journal of Human Genetics [Internet]. 2020 Sep [cited 2021 May 2] ; Available from : https://hal.archives-ouvertes.fr/hal-02953741

[2] Bartlett G, Macgibbon B, Rubinowicz A, Nease C, Dawes M, Tamblyn R. The Importance of Relevance: Willingness to Share eHealth Data for Family Medicine Research. Front Public Health [Internet]. 2018 Sep 4 [cited 2021 May 14] ; 6. Available from : https://www.ncbi.nlm.nih.gov/pmc/articles/PMC6131658/

population est plus méfiante car elle estime probablement avoir plus perdre à partager ses données avec la communauté médicale alors qu'elle n'a aucune raison de le faire. En revanche, une fois malade, il semblerait que les patients voient les choses différemment et soient plus facilement enclins à partager leurs données de santé, moyennant certaines garanties. On pourrait alors penser que ce désir de partage varie en fonction du statut de la maladie (aiguë ou chronique notamment), de son nouveau statut de patient dans la société quand on est malade, et du degré de menace que la maladie fait peser sur la vie des individus.

2. Patient, un statut à part : enquête de terrain en oncologie médicale pour recueillir les perceptions des patients vis-à-vis du développement de l'IA en santé

Dans l'objectif de s'intéresser aux enjeux éthiques spécifiques soulevés par des patients et d'identifier leurs préoccupations propres liées au développement de l'IA en santé, un travail d'enquête de terrain a été mené auprès de deux groupes de patients atteins d'une maladie sévère et confrontés à la perspective du développement de ces outils d'IA d'aide au diagnostic et à la décision thérapeutique en oncologie.

Le premier groupe était constitué de patients atteints de myélodysplasie dont la moyenne d'âge était de 70 ans, et de quelques aidants de ces patients, grâce à l'aide de l'association CCM (Connaître et Combattre les Myélodysplasies). En effet, la myélodysplasie est une pathologie chronique qui affecte principalement les personnes âgées, l'âge élevé étant connu comme un facteur de risque de réticences vis-à-vis du développement de nouvelles technologies. Le second groupe, identifié avec l'aide de l'institut Curie à Paris, était constitué de patients atteints d'un cancer du sein dont la moyenne d'âge était de 40 ans. Ces patients ont pu être interrogés sur leurs perceptions vis-à-vis de l'IA pour leurs soins, ce qu'ils en attendaient et ce qu'ils pouvaient en craindre.

Après analyse des 25 entretiens menés (15 dans le premier groupe et 10 dans le second), on a alors pu noter que l'attente de changements dans les soins grâce à l'IA est un élément central qui revenait sans cesse pour ces patients. Cette attente de changements était, pour eux, à la fois la cause et la conséquence de leurs nombreux espoirs de voir évoluer les soins pour pallier les manquements qu'ils expérimentaient. Ainsi, les patients interrogés souhaitaient par exemple bénéficier d'une relation de soins personnalisée, ou encore avoir une prise en charge globale lors de leurs soins. Ils plaçaient leurs espoirs dans l'IA pour répondre à leurs attentes, mais c'est aussi parce que l'IA se développe que les patients partaient du principe qu'une relation de soins personnalisée et une prise en charge plus globale seraient possibles. De même, ils attendaient une relation de soin plus transparente et horizontale grâce à l'IA et, parce que l'IA se développe, ils souhaitaient que ce développement soit fait de façon à leur permettre une meilleure compréhension de leur pathologie. Ces différentes attentes dans les soins poussaient ces patients au partage de leurs données avec l'espoir que cela permettrait de faire évoluer plus vite la prise en charge et de la faire davantage correspondre à ce qu'ils souhaitaient voir mis en œuvre dans leurs soins.

L'attente de changements dans les soins du fait du développement de l'IA poussait également certains patients à être volontaires pour s'impliquer davantage dans le développement de cette technologie, ce qui se traduisait, là encore, par l'ouverture au partage de leurs données. Cependant, en retour de ce volontarisme, les patients attendaient :

- de pouvoir reprendre le contrôle sur l'usage qui sera fait de leurs données,
- que le développement de l'IA se fasse pour eux, et prenne en compte leurs désirs et leurs espoirs puisqu'ils savaient que, sans eux (et leurs données), l'outil ne serait pas aussi performant.

Mais le partage des données n'était pas seulement encouragé par leurs attentes *vis-à-vis* des soins et l'implication des patients, il était aussi influencé par leurs croyances. En effet, la méconnaissance de l'IA et du risque inhérent à l'utilisation de ses techniques ainsi que l'enthousiasme manifesté pour le développement de ces outils encourageaient les patients à partager leurs données de santé.

À côté de ces aspects moteurs dans le développement de l'IA, les participants renfermaient néanmoins des craintes et des interrogations propres au développement de l'IA. Ces interrogations et ces craintes pouvaient pourtant être négligées par les patients lorsqu'ils prenaient en compte le fait que le développement de l'IA devait se faire dans le domaine de la santé. Le statut de « patient atteint d'une pathologie chronique lourde », qui leur faisait prendre conscience de leur fragilité, les amenait également à porter un regard différent sur l'usage de l'IA et à faire taire les craintes et doutes qu'ils pouvaient avoir jusque-là. Les participants évaluaient l'équilibre entre risques et bénéfices à l'usage de l'IA en santé depuis leur point de vue pour modérer leurs craintes et leurs questionnements. Les craintes manifestées par les patients entraînaient des attentes de leur part qui pourraient faire taire ces craintes si elles étaient prises en compte. Les patients et les aidants attendaient ainsi que l'IA en santé reste un outil au service de l'humain. Ils attendaient également que son usage soit encadré et sécurisé (et en particulier pour ce qui concernait les données de santé), que l'IA soit aussi développée au service des patients, et qu'on leur donne l'opportunité de reprendre le contrôle sur l'usage qui sera fait de leurs données, notamment par une information qui corresponde à leurs attentes.

S'ils n'étaient pas favorables au partage de leurs données en général (pas que de santé) et pouvaient même se révéler très suspicieux, lorsqu'il s'agissait de partager leurs données pour faire avancer la recherche en santé tous les patients se sont dits prêts à les partager, moyennant des garanties de sécurité et de confidentialité. Le progrès était une autre valeur importante et sous-jacente pour laquelle il valait la peine, selon eux, de prendre le risque du partage et du développement des outils d'IA. Si cette valeur était au sommet de la hiérarchie des valeurs exprimées, c'est aussi, comme l'a clairement dit l'un des participants, parce que « le cancer change les perspectives » et amène à revoir sa hiérarchie de valeurs. En effet, c'est une maladie qui fragilise puisque l'on réalise que l'on peut mourir. Tous les patients, quel que soit leur âge, étaient favorables au développement de l'IA au nom des bénéfices qui pourraient en résulter, pas seulement pour leur propre santé, mais aussi pour celle des personnes à venir. Ils avaient ce désir de contribuer bien sûr à leur propre santé, mais aussi à une santé plus collective. Ils réalisaient que la qualité de leurs traitements était due à la recherche et à l'effort de recherche fait par des patients dans la même situation avant eux et souhaitaient à leur tour contribuer à cette santé collective pour une maladie qui pouvait leur être fatale.

Au cours de cette enquête, les patients ont eu l'occasion d'exprimer un certain nombre de valeurs qui leur étaient chères dans le cadre de leurs soins, telles que : l'efficacité dans le soin ; l'humanité dont pouvaient faire preuve les professionnels de santé ; la relation de confiance à développer avec son médecin et la construction de la décision de soin avec lui ; le fait d'être considéré dans son ensemble et pas seulement comme une personne malade ; le besoin de comprendre et d'être écouté ; le rôle proactif du médecin ; l'importance que l'IA reste un outil au service du médecin. Il s'agissait ici de valeurs exprimées au niveau individuel et qui soulevaient des enjeux éthiques avec le développement de l'IA. Ces valeurs sont également souvent retrouvées dans les différents articles et rapports produits que l'on peut trouver sur le développement de l'IA, en particulier en santé. Il s'agit de valeurs liées à : l'information des patients ;

- la non-discrimination ;
- la protection de la vie privée et confidentialité des données ;
- la responsabilité ;
- la confiance ;
- la maîtrise humaine ;
- la relation de soin (humanité, comprendre, être écouté, être pris en charge de façon globale…).

Les valeurs propres à la relation de soin, l'information des patients et la confiance dans le médecin sont celles qui ont été les plus récurrentes dans le discours des patients.

Le développement de l'IA a été identifié par les participants comme un véritable enjeu, que l'on retrouve généralement assez peu dans les publications sur le sujet. Ils voyaient plus de risques que de bénéfices à ne pas développer un outil comme l'IA pour leurs soins car ils nourrissaient beaucoup d'attentes vis-à-vis de ces outils. Certains patients espéraient que l'IA permettrait véritablement de dégager du temps pour le patient. Ils exprimaient un besoin de lien de proximité avec l'équipe soignante. Ils ont néanmoins insisté sur l'« enjeu » de ne pas perdre le temps dédié au patient dans le soin au bénéfice de l'outil. Indépendamment de ce type d'enjeux, déjà connus, les patients ont pu soulever un autre enjeu important mais surtout inédit au regard des articles d'opinion produits sur le sujet. Ils souhaitaient en effet que les outils d'IA ne soient pas seulement construits en premier lieu pour l'usage exclusif des professionnels de santé mais aussi en fonction de leurs attentes propres, voire pour leur usage direct. Cet usage direct devait répondre exclusivement à des objectifs prédéterminés et leur apporter un service qui pouvait leur manquer aujourd'hui. Aucun patient n'a par exemple exprimé souhaiter, au cours des entretiens, avoir une application à usage individuelle qui leur proposerait un diagnostic ou leur donnerait des probabilités quant à l'évolution de leur pathologie.

Ces participants ont également identifié un autre enjeu, non identifié jusque-là et qui leur paraissait important. Il concernait le mode de communication autour de l'IA à destination des patients afin de ne pas favoriser la crainte des patients mais d'insister plutôt sur les bénéfices que pourront leur apporter ces outils d'IA. Par exemple, le terme « IA » n'a pas fait l'unanimité parmi les participants, la plupart d'entre eux étaient davantage favorables à l'emploi du terme « aide à la décision » qui leur paraissait plus consensuel et dénotait davantage la complémentarité entre IA et médecin. C'est un terme qui leur parlait plus, qu'ils trouvaient plus rassurant et moins en proie à l'imagination ou au mythe. Certains ont accordé une grande importance à la façon dont l'IA était présentée pour mieux l'accepter. Ce constat allait d'ailleurs dans le sens des résultats de l'article de 2020 de Stai et al. qui concluait que les opinions et la confiance des individus dans l'IA étaient très sensibles à la façon dont l'IA était décrite et qu'il était donc nécessaire d'établir une communication claire sur les points forts et les limites de ces techniques[1]. Mais, plus que le recours à l'IA, c'était pour les patients la finalité de l'outil qui devait être mise en avant. Il leur semblait que le fait de présenter l'IA comme un second avis serait plus facilement accepté par les médecins qui, selon eux, pouvaient être des parties prenantes davantage bloquantes dans le

[1] Stai B, Heller N, McSweeney S, Rickman J, Blake P, Vasdev R, et al. Public Perceptions of Artificial Intelligence and Robotics in Medicine. Journal of Endourology. 2020 Jul 1 ; 34(10) : 1041–8.

développement de l'IA que ne l'étaient les patients. Au-delà de la finalité de l'outil, l'idée d'un deuxième avis médical donné par l'IA induit la présence d'un premier avis, humain cette fois-ci, et en cela apparaissait rassurant pour les patients. Ces résultats concordaient également avec une enquête de 2020 de Jutzi et al[1]. Cette enquête se passait en Allemagne et avait pour objectif d'évaluer l'opinion des patients sur l'IA pour le diagnostic du mélanome. En tout, 298 personnes (154 avec un diagnostic de mélanome, 143 sans) ont répondu au questionnaire entre novembre 2019 et janvier 2020. Parmi ces participants, seuls 41 % des répondants étaient favorables à l'utilisation de l'IA comme système autonome, 94 % à son utilisation comme système d'assistance aux médecins. Il semblait donc que la majorité des patients considéraient que l'IA devait être utilisée comme une aide et non comme un outil d'arbitrage individuel. Une fois encore, la conservation de l'humain dans le soin était jugée essentielle pour ces participants.

Un autre enjeu inédit qui est ressorti de ces entretiens consistait à permettre aux patients d'avoir le sentiment de rester maîtres de leurs données. La maîtrise de ses données était une valeur importante pour les patients. Cet aspect a été soulevé par les patients les plus jeunes exclusivement et à plusieurs reprises. Les participants avaient en effet l'impression de ne pas avoir la main sur leurs données alors que le RGPD doit justement permettre d'aider à cette prise en main. Il semblait donc que les participants avaient une connaissance limitée de la règlementation et des droits qu'elle leur conférait, ou bien n'en étaient pas satisfaits, quand bien même ils connaissaient son existence. Ce constat plaide, comme le demandaient les participants, en faveur d'une information plus adaptée mais fait aussi écho à une recherche menée aux Pays-Bas en 2018 auprès de patients atteints d'une pathologie cardiaque[2]. Les résultats

---

[1] Jutzi TB, Krieghoff-Henning EI, Holland-Letz T, Utikal JS, Hauschild A, Schadendorf D, et al. Artificial Intelligence in Skin Cancer Diagnostics: The Patients' Perspective. Front Med (Lausanne) [Internet]. 2020 Jun 2 [cited 2021 May 2];7. Available from :
https://www.ncbi.nlm.nih.gov/pmc/articles/PMC7326111/

[2] Wetzels M, Broers E, Peters P, Feijs L, Widdershoven J, Habibovic M. Patient Perspectives on Health Data Privacy and Management: 'Where Is My Data and Whose Is It?' Int J Telemed Appl. 2018 ; 2018:3838747

de cette étude concluaient en effet que les patients souhaitaient avoir accès à leurs propres données et les contrôler, mais que les connaissances concernant la confidentialité et la gestion des données étaient limitées. Les patients, et en particulier les plus jeunes, ont fait émerger leur désir d'avoir un contrôle sur leurs données de santé, contrôle qu'ils n'avaient pas l'impression d'avoir dans leur vie quotidienne. Cette valeur exprimée apparaissait particulièrement importante. Au niveau international, il existe dans certains pays des initiatives citoyennes pour redonner la main sur leurs données aux patients. Un article de 2017 de Christian Nøhr et al. décrivait qu'au Danemark, en Estonie et en Australie, on faisait participer les patients à leurs propres soins en leur permettant d'accéder aux données *via* un portail numérique[1]. Cet article concluait que si les données actuelles fournissent des détails sur la disponibilité et l'utilisation des données de santé personnelles par les citoyens, des questions subsistent quant à l'impact final de ces initiatives pour les patients. Si cet enjeu doit être pris en compte, les solutions doivent donc être encore étudiées, développées et évaluées sur ce sujet.

Autre constat d'intérêt lié à cette enquête de terrain : les patients pensaient que toutes les données personnelles de santé n'ont pas le même statut car l'utilisation malveillante de leurs données de santé ne pourrait pas leur nuire, contrairement à la divulgation de données qu'ils appelaient « de vie privée » comme leur nom, celui de leurs enfants, des photos personnelles, etc. En revanche, ils ne négligeaient pas pour autant les données de santé qu'ils estimaient plus précieuses que des données de consommation. Ils ne souhaitaient pas toujours, par exemple, partager des données de santé plus larges, comme les habitudes alimentaires, sauf si la finalité de cette collecte était explicite et jugée utile à leur sens. Ce constat est quelque peu dissonant avec la façon dont ont pu être traitées les questions éthiques relatives à l'IA en santé dans les différentes productions que l'on peut retrouver ces dernières années sur l'IA et les données de santé. Les données de santé sont apparues au cours de cette

[1] Nøhr C, Parv L, Kink P, Cummings E, Almond H, Nørgaard JR, et al. Nationwide citizen access to their health data: analysing and comparing experiences in Denmark, Estonia and Australia. BMC Health Serv Res [Internet]. 2017 Aug 7 [cited 2021 May 14];17. Available from :
https://www.ncbi.nlm.nih.gov/pmc/articles/PMC5547535/

enquête comme des données sensibles, devant être protégées bien que pas toujours considérées comme des données « de vie privée », mais que les patients seraient pourtant davantage enclins à partager. Or, dans ces récents rapports, la tendance est de mettre les données de santé au même niveau que d'autres types de données à caractère personnel concernant des domaines variés, comme le secteur de l'industrie, de l'armée, etc. Ce constat apparaît donc essentiel à prendre en compte à l'heure où la régulation autour de l'IA semble prendre le chemin d'une régulation générale, et non pas par secteur d'activité, concernant les interrogations éthiques adressées.

Ces précédents constats plaident donc dans le sens de la nécessité d'aller chercher l'avis des patients afin de construire un cadre éthique adapté aux spécificités du domaine médical. Ceux-ci devront être impliqués dans le développement des outils d'IA afin que ces derniers répondent aussi à leurs besoins et leurs attentes dans le cadre d'un véritable partenariat qui s'inscrit dans la démarche d'*empowerment* du patient. Ce dernier terme est associé à différentes notions dont celles de « pouvoir partagé » et d'« autodétermination ». Selon l'Organisation Mondiale de la Santé (OMS), il s'agit d'un moyen de donner aux individus le contrôle sur leur propre santé du fait des connaissances acquises liées à leur expérience en tant que patients. Or, les patients, parce qu'ils sont les plus impliqués émotionnellement et seront les plus à même d'exprimer les enjeux éthiques à prendre en compte, devront participer à la construction d'un cadre éthique pour le développement de l'IA.

Cependant, si les patients restent les plus concernés et donc les plus à même d'identifier les enjeux éthiques pour le développement de l'IA en santé, ils ne sont bien sûr pas les seuls dont l'opinion pourra être collectée. Devront également être associés à cette réflexion : les professionnels de santé, les constructeurs de ces outils, des personnes sans conflit d'intérêts et avec un domaine d'expertise sur ce sujet qui sont à même de prendre du recul et de réfléchir aux changements induits par le développement de l'IA en santé.

V. Comment construire un cadre éthique pour le développement de l'IA en santé ?

Au regard des différents éléments développés jusqu'ici, nous pouvons établir que la construction d'un cadre éthique pour le développement d'une biotechnologie, en l'occurrence l'IA, nécessite de *faire appel à l'éthique et en particulier à la bioéthique, et de prendre en compte à la fois les normes* établies dans notre société mais aussi, et surtout, *les conséquences de l'utilisation de l'IA* en pratique clinique. Pour anticiper et prendre en compte ces conséquences, nous avons vu qu'il est indispensable d'identifier les *enjeux éthiques* de l'utilisation de l'IA qui naissent du risque de déstabilisation de la hiérarchie de nos valeurs, qu'elles soient collectives ou individuelles.

Ainsi, une proposition de cadre éthique pour le développement d'une nouvelle technologie en santé nécessitera trois éléments :

- les principes propres à notre société (normes établies) ;
- nos valeurs sociétales, et leur hiérarchie, qui se manifeste le plus souvent par l'identification d'enjeux éthiques sociétaux ;
- nos valeurs individuelles, et leur hiérarchie, qui se manifestent là encore en pratique par l'identification d'enjeux éthiques.

Les éléments qui suivent doivent nous permettre de mieux comprendre les interactions entre valeurs et principes à l'échelle individuelle et sociétale.

Interaction entre valeurs et principes à l'échelle d'une société

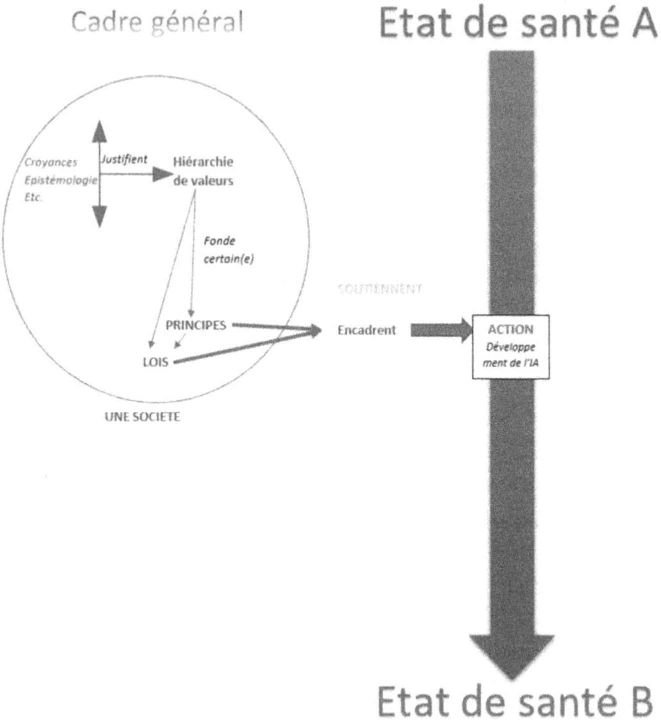

Le schéma ci-dessus donne à voir l'existence de valeurs propres à une société donnée, ces valeurs étant hiérarchisées entre elles. Elles seront le fondement de certains principes, voire de certaines lois. La plupart du temps, ce seront néanmoins des principes qui pourront être consacrés par une loi. La loi consacrera donc les principes les plus stables et permettra la sanction de leur non-respect. Les principes, qui pourront parfois prendre la forme d'un véhicule législatif, pourront venir encadrer la construction et l'utilisation de l'IA, et plus largement le « développement de l'IA ». L'IA sera développée dans l'objectif de l'amélioration de l'état de santé du patient qui passera d'un état de santé A à un état de santé

B. Cependant, ces principes ne sont pas suffisants pour prévenir toutes les tensions pouvant émerger en pratique entre les valeurs sous-jacentes à ces principes. C'est pourquoi, la hiérarchie de valeurs propre à une société pourra également guider l'action, en plus de l'utilisation des principes, dans l'objectif d'encadrer le développement de l'IA en fonction du cas concret qui se présentera.

Interaction entre valeurs et principes
à l'échelle individuelle, en contexte de soin

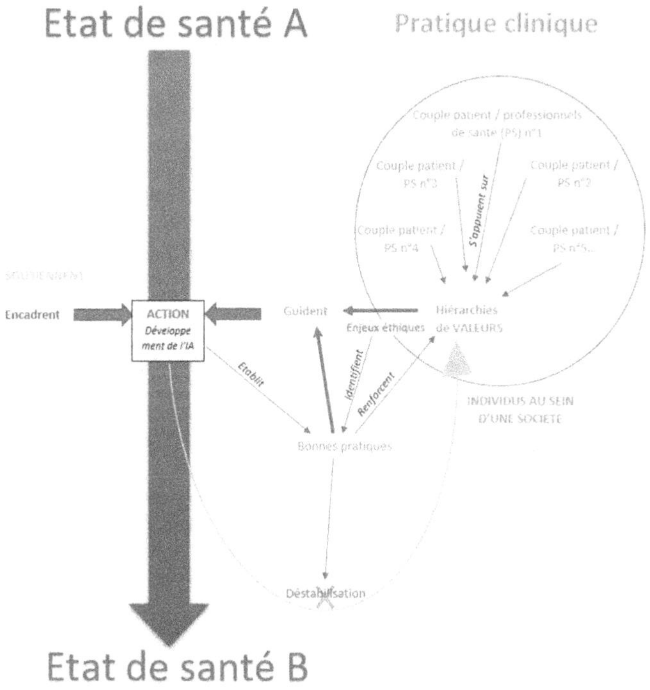

En parallèle de cet encadrement normatif et théorique par des principes à l'échelle de la société, en pratique clinique (consultation de médecine), des situations spécifiques et complexes pourront naître au niveau individuel, en fonction des cas et des personnes qui se présenteront. Dans ces situations, les principes et valeurs éthiques sociétaux préalablement mentionnés seront identifiés mais seront parfois insuffisants pour répondre à la multitude de situations qui se présenteront. En effet, pour chaque nouveau patient, un nouveau couple patient/professionnel de santé sera confronté à des situations variées avec des hiérarchies de valeurs individuelles différentes. Les modalités de développement de l'IA risqueront, selon la situation et les individus concernés, de déstabiliser la hiérarchie de valeurs des individus en présence, générant un enjeu éthique. Dans ce cas, la hiérarchie de valeurs du patient devra être prise en compte afin de guider l'action, en complément de la hiérarchie de valeurs propre à la société à laquelle le patient appartient. La réalisation de l'action, guidée par cet ensemble de valeurs, permettra d'assoir de *bonnes pratiques* qui, elles-mêmes, viendront renforcer les hiérarchies de valeurs individuelles et collectives pour répondre aux enjeux éthiques soulevés. Ces éléments de bonne pratique viendront alors guider à leur tour l'action.

Vue d'ensemble du cadre permettant un développement et une utilisation de l'IA dans le soin qui soit éthique

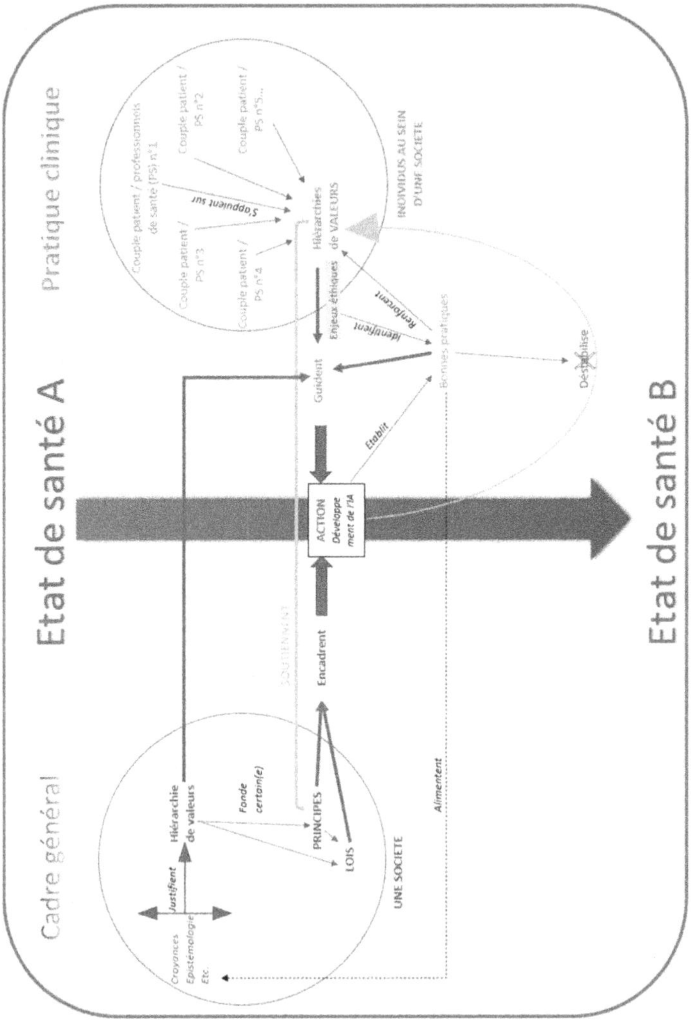

Si ce cadre éthique général peut être repris pour la construction de cadres éthiques plus spécifiques traitant de sujets variés dans le champ des biotechnologies (utilisation de *principes*, *valeurs* et *éléments de bonne pratique*), son contenu est propre au développement et à l'utilisation de l'IA pour la prise en charge des patients avec l'intervention de professionnels de santé. Il devra être alimenté à partir des principes issus des éléments de discussion sociétaux sur le sujet (égalité, liberté, dignité, non-discrimination, responsabilité, bienfaisance, maîtrise des outils d'IA, etc.). De même, les valeurs et éléments de bonne pratique pourront être issus à la fois d'éléments de discussions de personnes concernées par le sujet (écrits individuels, débats…), mais aussi d'entretiens approfondis avec ces personnes, patients en particulier, puisqu'ils ne s'expriment presque jamais spontanément sur le sujet. Un premier travail d'identification de ces principes et de ces valeurs et éléments de bonne pratique a été réalisé et mentionné plus haut (travail de recherche à la fois bibliographique et de terrain auprès de patient). Il pourra bien sûr être enrichi au gré des réflexions et apports d'autres parties prenantes, en particulier celui des professionnels de santé utilisant ces outils.

Pour rappel, les principes éthiques identifiés (et mentionnés plus haut) dont le respect doit être garanti lors du développement d'une biotechnologie embarquant de l'IA sont listés page 79 à 80.

Les valeurs éthiques dont le respect doit être garanti lors du développement d'une biotechnologie embarquant de l'IA sont listées dans le tableau ci-dessous, et les éléments de bonne pratique à mettre en œuvre pour les garantir au moment de la conception et/ou de l'utilisation de l'IA sont indiqués en miroir. Ces éléments de bonne pratique ont été identifiés à la fois par un travail de bibliographie et l'enquête de terrain menée auprès de patients. On trouve dans le tableau ci-dessous, sans caractère spécial, les propositions identifiées dans les articles scientifiques et qui répondent aux enjeux éthiques sociétaux et, en italique, celles émanant des patients et faisant écho aux enjeux éthiques individuels qu'ils ont exprimés.

Valeurs en tension au niveau sociétal	Bonnes pratiques identifiées pour garantir ces valeurs lors du développement de l'IA	
	Conception de l'IA	**Utilisation de l'IA**
Autonomie/Écoute	Conserver l'autonomie des médecins	- Conserver l'autonomie des médecins - S'assurer que l'on prend en compte les désirs des patients, *leurs besoins*
Protection de la vie privée et confidentialité des données	- Toujours se demander si on peut revenir jusqu'à l'individu à partir de ses données - S'assurer de la sûreté et la sécurité de l'utilisation de ces outils	- Se limiter au nécessaire en termes de recueil et de partage des données - *Limiter l'utilisation des données au domaine médical*
Information des patients	X	- Coconstruire l'information qui est donnée aux patients, afin de leur permettre de participer aux décisions de santé les concernant et de mieux s'approprier l'information - Échanger avec le patient autour des risques et des

		avantages du recours à ces outils, être transparent - N'informer d'un risque qu'après en avoir évalué la balance bénéfice risque et la probabilité pour le patient - Avec l'accord du patient, *ne pas lui donner un accès direct à ses résultats*
Consentement des patients	X	- Veiller à ne pas déléguer le consentement des patients/faire participer le patient à la décision du recours à l'IA - Respecter la volonté des patients s'ils ne souhaitent pas partager leurs données - Réfléchir au mode de consentement à déployer selon la situation (consentement dynamique ? consentement large ? Autre ?)

Justice sociale	X	Veiller à ce que tout individu puisse avoir accès à ces outils afin de ne pas accroître les inégalités sociales de santé
Non-discrimination	S'assurer d'une diversité/représentativité suffisante des données	- Tout mettre en œuvre pour ne pas pénaliser les utilisateurs qui refuseraient l'utilisation de l'IA - *Rester critique de façon à prendre en compte les particularités des patients si l'IA ne le fait pas*
Bienfaisance	- Développer l'IA dans un objectif d'amélioration de la santé publique (ne pas laisser l'intérêt lucratif prendre le dessus) - Veiller à l'indépendance des gouvernements vis-à-vis du développement de ces outils	Prévenir et sanctionner l'utilisation malveillante des données (à des fins commerciales ou d'intérêt général)
Responsabilité	*Responsabiliser tous les acteurs*	- Poursuivre la réflexion autour de la responsabilité en cas de dommage

		afin de ne pas soit pousser au rejet de ces outils, soit annihiler l'indépendance de jugement du médecin - Définir clairement la place du professionnel et sa responsabilité - *Responsabiliser tous les acteurs*
Maîtrise humaine/ intelligence naturelle	- Garder le sens de la décision (éviter les boîtes noires) - *Développer les conditions pour un contrôle de la situation par le professionnel de santé*	- Maintenir le savoir du médecin *et sa capacité décisionnelle* - Aider les professionnels de santé à comprendre les fondements des solutions proposées par les machines - Développer l'expertise en IA - Encourager la collaboration entre différentes professions
Propriété des données individuelles	X	Prendre en compte le sentiment de possession des patients vis-à-vis de leurs données, quand bien même elles ne leur appartiennent pas

Confiance accordée à l'IA	- Prendre en compte l'acceptabilité des outils développés par le grand public, les professionnels et les patients - Ne pas faire de promesses qui ne pourront pas être tenues	- Rester lucide sur l'indépendance de l'IA (ex : vis-à-vis de Google) - Limiter la délégation de tâches, et seulement après expertise
Qualité de la relation de soins/ approche holistique/ bienveillance	- Concevoir l'outil tel qu'il s'intègre dans le *worflow* des médecins pour une coopération fructueuse - Encourager, lorsque cela est possible, le développement d'IA généralistes	- Maintenir une *relation de confiance* et suffisamment de temps dédié au patient - *S'intéresser au patient dans son ensemble* - *S'assurer que le développement de l'IA ne se fasse pas au détriment de la relation humaine*
Spécificités de l'identité humaine	Ne pas donner les mêmes rôles au professionnel de santé et à l'IA	
Normes médicales	Travailler en collaboration afin de déterminer dans quelle mesure ces nouveaux outils induisent de nouveaux paradigmes et si les normes médicales ont vocation à changer	
Efficience de l'IA et compétitivité	- Rester compétitifs afin de conserver une attractivité économique - Ne pas sous-exploiter le potentiel de l'IA	X

Efficacité de l'IA	*Encourager le développement de l'IA si un gain est possible pour les patients*	*Ne déployer l'IA que si elle est performante*
Estime/Choix	*Prendre en compte l'avis des patients, recueillir leurs attentes et adapter les outils en fonction*	*Donner le choix au patient de connaître ou non les résultats de l'IA*
Espoir	*Poursuivre la recherche dans le domaine afin de maintenir l'espoir d'une amélioration de la prise en charge*	X
Lucidité	*Rester factuel sur ce que l'IA sera capable de faire*	*Ne pas donner de faux espoirs*
Liberté	X	*Ne pas rendre le renseignement des données aliénant pour le patient mais aussi pour le médecin*
Précaution	*Ne pas concevoir et déployer l'IA pour des finalités pouvant être anxiogènes*	
Temps	*Prendre le temps nécessaire pour éprouver ces outils avant de les utiliser en pratique*	X

Une fois les éléments fondateurs d'un cadre éthique du développement de l'IA posés, on peut légitimement se demander s'il est suffisant d'identifier des principes éthiques et valeurs dans un domaine d'intérêt pour nous assurer ensuite que la hiérarchie de nos valeurs sera respectée. Les principes, valeurs et éléments de bonnes pratiques pour le développement de l'IA identifiés, force est de constater que ce cadre éthique, encore théorique, ne s'imposera pas de lui-même. La Déclaration Universelle des Droits de l'Homme (DUDH) est un bel exemple de la limite des principes éthiques et valeurs sous-jacentes établis. Cette dernière énonce des principes qui doivent avoir, par définition, une valeur contraignante. Pourtant, au niveau juridique, ils ne le sont pas. La contrainte exercée par ces principes se situe au niveau moral. Or, la seule façon de rendre ces principes contraignants est la loi. Le droit, ou plus largement la loi, ne serait qu'une des formes que peut prendre un principe. Or, la loi a vocation à rester immuable, ce qui est insatisfaisant dans ce contexte du développement de l'IA. Les valeurs et principes à garantir pour le développement d'une biotechnologie ne sont pas immuables et doivent pouvoir varier avec le temps et l'expérience. Ainsi, parce qu'ils n'ont pas de valeur juridique contraignante pouvant entraîner une sanction et qu'ils ne sont pas toujours adaptés à leur temps, ces principes éthiques et ces valeurs qui sont et seront identifiés ne peuvent être respectés que par les entités qui voudront bien les porter. Il en résulte une certaine fragilité de ces principes et valeurs énoncés. Pour cette raison, il nous semble nécessaire de plaider pour l'usage, dès à présent, d'un *label éthique* pour un développement éthique de l'IA, en s'appuyant sur les principes éthiques et les valeurs préalablement identifiés afin de passer de la théorie à la pratique et de garantir que les outils d'IA qui seront développés seront bien éthiques. Les outils d'IA qui seront développés devront donc vérifier *a minima* ces principes et ces valeurs, valeurs qui seront garanties au travers des éléments de bonne pratique détaillés plus haut. Un label éthique pourra ainsi être donné aux outils d'IA en santé répondant aux principes et éléments de bonne pratique listés plus haut. Dans ce cas, l'outil d'IA pourra alors être considéré comme « éthique ».

VI. Conclusion

Le développement de l'IA dans le domaine de la santé sera-t-il éthique ? Rien n'est moins sûr si aucun effort n'est fait pour penser un cadre éthique, le diffuser et l'alimenter en fonction des principes et valeurs qui animent notre société. Il est donc urgent de se poser collectivement la question de ce qu'est l'éthique, du type d'éthique que l'on souhaite mettre en œuvre puis de se mettre à la tâche pour alimenter ce cadre éthique. Pour cette raison, des clés pour la compréhension et la construction d'un cadre éthique ont été proposées à travers cet ouvrage pour l'IA dans le domaine de la santé. Comme cela a précédemment été mentionné, ce cadre éthique ne pourra cependant être garanti que par l'introduction d'un *label éthique* garant, en pratique, de l'aspect éthique des outils qui seront utilisés. L'attribution d'un label éthique par une autorité sanitaire compétente permettrait de ne pas rester au niveau théorique avec l'éthique mais de la rendre pratique, et ainsi de s'assurer qu'un outil donné respectera les valeurs et les principes éthiques de notre société mais aussi des individus qui la composent, et en particulier des patients. Ce cadre éthique, à traduire sous la forme d'un label, pourra bien sûr être enrichi par l'apport de la communauté scientifique, en allant notamment rechercher l'avis de patients aux caractéristiques différentes et des professionnels de santé. Il pourra également évoluer en fonction des avancées de l'IA dans le domaine de la santé.

Pour aider à trouver des solutions acceptables par tous et pour s'assurer de la bonne utilisation des biotechnologies comme l'IA, l'éthique sera donc essentielle. À côté du contexte règlementaire, qui évolue peu et qui doit être respecté, l'éthique permet d'aller au-devant de la nouveauté pour se questionner afin d'anticiper les risques, de faire face à des situations parfois délicates, et de faire les meilleurs choix au niveau collectif mais aussi individuel. C'est pour cette raison qu'il est essentiel d'y faire appel, en particulier lors de l'avènement d'une nouvelle technologie de santé, et plus largement dans le contexte du développement du numérique en santé. Face aux fantasmes engendrés par l'IA et aux risques de bouleversements introduits par ces technologies utilisées pour préserver ou améliorer la santé des individus, l'éthique se dresse donc comme un rempart, si tant est que l'on sache la mobiliser. Pour cela, elle s'appuie à la fois sur les ressources issues de diverses disciplines (sociologie, philosophie, sciences médicales, etc.) mais elle émerge aussi de la discussion et des réflexions produites par les individus concernés. L'éthique qui traite des sciences dites « dures », dont les sciences médicales font partie, a cette richesse de ne pas être enfermée par des méthodes comme ces mêmes sciences qu'elle analyse. Elle peut faire appel à de nombreux outils et méthodologies qui lui donnent cette plus-value pour venir, dans notre cas, guider le développement de la santé au profit de ses usagers. Ainsi, la méthodologie de construction d'un cadre éthique développée à travers ces pages, et la perspective de sa mise en pratique sous forme de label, pourront être reprises pour d'autres usages, et en particulier pour la prise en compte de l'éthique pour le développement des outils issus du numérique en santé ne répondant pas à proprement parler à la définition de l'IA.

Soyons donc enthousiastes face au développement de l'IA, et plus largement du numérique en santé, dans lequel nous pouvons placer beaucoup d'espoir pour l'amélioration de la prise en charge des individus ! Pour autant, cet enthousiasme doit rester lucide sur le fait que, sans éthique, il sera difficile d'envisager sereinement l'introduction de ces nouvelles technologies qui sont à même d'entraîner de grands bouleversements dans notre hiérarchie de valeurs. Alors mobilisons tous les outils en notre possession et, en l'occurrence, l'éthique pour permettre à ces outils numériques d'exprimer pleinement leur potentiel pour le bien de notre système de santé et celui de notre santé individuelle et collective. Tous les espoirs sont aujourd'hui permis face à ces nouvelles technologies, encore faut-il savoir, mais aussi vouloir, introduire de l'éthique dans ce développement, et donc quelque part les réguler...

Table des matières

Structures éditoriales du groupe L'Harmattan

L'Harmattan Italie
Via degli Artisti, 15
10124 Torino
harmattan.italia@gmail.com

L'Harmattan Hongrie
Kossuth l. u. 14-16.
1053 Budapest
harmattan@harmattan.hu

L'Harmattan Sénégal
10 VDN en face Mermoz
BP 45034 Dakar-Fann
senharmattan@gmail.com

L'Harmattan Cameroun
TSINGA/FECAFOOT
BP 11486 Yaoundé
inkoukam@gmail.com

L'Harmattan Burkina Faso
Achille Somé – tengnule@hotmail.fr

L'Harmattan Guinée
Almamya, rue KA 028 OKB Agency
BP 3470 Conakry
harmattanguinee@yahoo.fr

L'Harmattan RDC
185, avenue Nyangwe
Commune de Lingwala – Kinshasa
matangilamusadila@yahoo.fr

L'Harmattan Congo
219, avenue Nelson Mandela
BP 2874 Brazzaville
harmattan.congo@yahoo.fr

L'Harmattan Mali
ACI 2000 - Immeuble Mgr Jean Marie Cisse
Bureau 10
BP 145 Bamako-Mali
mali@harmattan.fr

L'Harmattan Togo
Djidjole – Lomé
Maison Amela
face EPP BATOME
ddamela@aol.com

L'Harmattan Côte d'Ivoire
Résidence Karl – Cité des Arts
Abidjan-Cocody
03 BP 1588 Abidjan
espace_harmattan.ci@hotmail.fr

Nos librairies en France

Librairie internationale
16, rue des Écoles
75005 Paris
librairie.internationale@harmattan.fr
01 40 46 79 11
www.librairieharmattan.com

Librairie des savoirs
21, rue des Écoles
75005 Paris
librairie.sh@harmattan.fr
01 46 34 13 71
www.librairieharmattansh.com

Librairie Le Lucernaire
53, rue Notre-Dame-des-Champs
75006 Paris
librairie@lucernaire.fr
01 42 22 67 13

www.ingramcontent.com/pod-product-compliance
Lightning Source LLC
LaVergne TN
LVHW051400061026
849535LV00009B/3289